全国普通高等医学院校五年制临床医学专业"十三五"规划教材配套教材

临床循证医学实习指导

（供基础、临床、预防、口腔医学相关专业用）

主　编　韩光亮　郭崇政

编　委　（以姓氏笔画为序）

平卫伟（长治医学院）

李　迅（北京中医药大学）

李雨璘（成都中医药大学）

季聪华（浙江中医药大学第一临床医学院）

赵灵燕（内蒙古医科大学）

赵英政（新乡医学院）

郭崇政（长治医学院）

韩光亮（新乡医学院）

熊　俊（江西中医药大学附属医院）

中国医药科技出版社

内容提要

本教材为"全国普通高等医学院校五年制临床医学专业'十三五'规划教材"《临床循证医学》的配套实习教材，临床循证是当今临床医学工作者的一项重要理念，临床循证医学与实践工作密不可分，本实习指导是根据临床医学专业教育教学的要求及岗位培养要求编写而成。

全书分为七个实习内容，包括如何发现与提出临床实践中的问题，如何查找临床实践中所需要的证据，病因与不良反应证据的评价，诊断性证据的评价，治疗性证据的评价，预后性证据的评价，以及 Review Manager 软件介绍。

本教材内容丰富，资料新颖，实用性强，可供临床医生、临床医学专业本科生及研究生参考。

图书在版编目（CIP）数据

临床循证医学实习指导/韩光亮，郭崇政主编．—北京：中国医药科技出版社，2018.2

全国普通高等医学院校五年制临床医学专业"十三五"规划教材配套教材

ISBN 978 - 7 - 5067 - 9910 - 2

Ⅰ．①临⋯　Ⅱ．①韩⋯　②郭⋯　Ⅲ．①循证医学 - 医学院校 - 教材　Ⅳ．①R499

中国版本图书馆 CIP 数据核字（2018）第 013175 号

美术编辑　陈君杞

版式设计　张　璐

出版　中国医药科技出版社

地址　北京市海淀区文慧园北路甲 22 号

邮编　100082

电话　发行：010 - 62227427　邮购：010 - 62236938

网址　www.cmstp.com

规格　787 × 1092mm $^1/_{16}$

印张　5 $^1/_4$

字数　109 千字

版次　2018 年 2 月第 1 版

印次　2018 年 2 月第 1 次印刷

印刷　三河市双峰印刷装订有限公司

经销　全国各地新华书店

书号　ISBN 978 - 7 - 5067 - 9910 - 2

定价　**16.00 元**

循证医学引入我国虽然已有二十多年的历史，经过前辈们的努力，已经不像初始那样让人望而生畏，但其中的统计学以及科研设计方面的内容仍然让许多临床医生难以理解，学生仍难以完全理解理论内容，将循证理念用于临床医学的学习与实践更有较大距离。

为了提高临床循证医学的学习效果，使学生深层次地掌握临床循证医学的理念与实践方法，我们编写了这本适用于我国临床医学专业学生使用的《临床循证医学实习指导》，以填补国内该方面的空白。

本教材的编写内容，依照临床循证医学的实践步骤，从临床问题的发现与提出，到临床证据的查询与评价，逐步深入，希望引领医学生逐步熟悉临床循证医学实践过程，掌握相应的实践技能，在以后的临床实践中自觉地使用本项技能，提高临床实践能力，提高医疗服务质量与水平。

考虑到本门课程的实习时间有限，不可能编写太多的内容，但为了保证临床循证医学的系统性，将临床实践中常遇到的临床循证实践内容都编入本教材，在具体使用过程中，可根据学校实际情况选择。

在编写本教材过程中得到各参编院校领导和同仁的大力支持与帮助，在此谨致真诚的谢意。

由于时间仓促，编者水平有限，不足之处难免，敬请广大师生在使用过程中批评指正。

编　者

2017 年 8 月

目 录
CONTENTS

实习一　如何发现与提出临床实践中的问题

【目的】

通过实例掌握在临床实践过程中发现问题、提出循证医学问题的方法。

【时间】

2～4 学时。

【内容】

有问题才会有思考，通过思考才能对问题有深入全面的了解，才有可能找到解决问题的有效方法。

在循证医学实践过程中，根据具体的临床情况发现和提出问题是循证医学的第一步。问题的提出对于证据收集策略的制定，提高解决临床问题的针对性，具有非常重要的作用。

而在众多的临床问题中，应该首先问什么样的问题呢？我们多按照以下的顺序考虑：对患者生命非常重要的问题，患者与医生最关心的问题，或者是医学的共性问题等等。

在临床上提出的循证问题，可以从大的方面，分为背景性问题与前景性问题两大类。在提出临床问题时，为使提出的循证问题规范化，循证问题一般需具有一定的结构。

对于背景性问题来说，一般包括两部分内容：一个问题的词根（5W + H），再加上一种疾病或者疾病的某个方面，从而构成一个医学的背景问题。举例如下。

病例 1　王某，女性，36 岁，因 8 小时前突发无明显诱因的持续性下腹疼痛入院。20 天前月经当来而未至，10 天前阴道开始出血，月经量较以前少，并伴轻微腹痛。昨天突然腹痛加重，以右侧为重，阴道出血量较前增加，并伴随恶心、呕吐，但没有头晕与腹泻症状。平时月经周期 28～30 天，经期 5～6 天，无痛经史。28 岁结婚，婚后夫妻生活满意，孕 3 产 1，流产 2 次，剖宫产 1 次。未采用避孕措施。查体：T 37.3℃，P 98 次/分，R 18 次/分，BP 100/60mmHg。腹部未触及明显包块，腹肌较紧张，下腹部有压痛及反跳痛。阴道壁光滑，可见陈旧性血块，后穹隆饱满，触痛明显，宫颈光滑，抬举痛阳性，双侧宫体附件压痛明显，并以右侧为重。

对于临床医学专业低年级的学生来说，病例 1 中可能存在许多的背景性问题，如阴道出血的原因有哪些，阴道的生理性出血与病理性出血如何鉴别，月经延迟的常见原因有哪些，什么是早孕反应，后穹隆饱满是否正常，何谓宫颈抬举痛，抬举痛阳性有何临床意义，宫外孕有哪些体征，如何确诊宫外孕，黄体囊肿易发于哪个年龄段，黄体囊肿有哪些体征，如何确诊黄体囊肿，等等。

病例2 65岁，男性，因脑卒中入院。检查发现右臂及右腿无力，双侧颈动脉有杂音，多普勒超声检查发现患者同侧的颈动脉中度狭窄。有文献报道，对于有症状的颈动脉狭窄，既可以采用阿司匹林进行药物治疗，也可以应用外科手段进行治疗。

针对病例2，我们可能想知道阿司匹林能否降低患者再发脑卒中的危险性。为此，可以采用PICO方法构建问题：

P：65岁，脑卒中，中度颈动脉狭窄

I：阿司匹林

C：安慰剂

O：再发脑卒中的危险性

若欲了解颈动脉杂音能否提示患者存在颈动脉狭窄，可依据下列关键词进行提问：

P：65岁，脑卒中，颈动脉杂音

I：多普勒超声

C：血管造影术

O：诊断颈动脉狭窄

至于采用颈动脉内膜切除术是否对中度颈动脉狭窄患者有效的问题，同学们自己进行设计。

……

前景性问题一般包括3~4部分，即PICOs。

针对临床诊断过程中存在的问题，诸如如何选择适当的检验方法，如何判断检验的结果，如何评价检验方法，患相关疾病的患者有何特征，容易出现哪些合并症，该类疾病有何特殊的症状与体征等。

病例3 男性，35岁，咽喉发炎2天。不发热，没有咳嗽。颈前淋巴结大，咽后未见分泌物。

近期内科杂志上的一篇文章中提出，快速的链球菌抗原检验在检测 A 族 β 型溶血性链球菌时灵敏度较低。那么对于该患者的临床检测是采用快速的链球菌抗原检验还是进行咽培养？对于该问题，可以形成如下PICOs关键词：

P：成年男性，咽喉炎，可能是由链球菌感染引起

I：快速链球菌抗原检验

C：咽培养方法

O：确证或排除链球菌感染的可能性

病例4 男性，45岁，因急性胰腺炎入院，诊断为单纯性胰腺炎，经内科治疗效果好，准备出院。但有专家认为，所有的胰腺炎患者均应行 CT 检查，并且应该越早越好。因为

CT 检查是胰腺炎的诊断手段之一，有助于排除其他疾病，并且有利于对患者的预后进行评估。而主管医生认为，患者经过内科治疗后效果良好，不必再浪费金钱与医疗资源进行上腹部 CT。那么是否应该对该患者进行上腹部的 CT 检查？

针对该问题，经在美国放射学会网站检索发现，增强 CT 或增强 MRI 多用于评估胰腺坏死、胰腺周围炎症和积液，仅适用于临床、生化和生理指标提示病情严重、低 APACHEII 评分者。目前还没有前瞻性研究结果证实，常规进行影像学检查会改善预后。而腹部 CT 多用于重症胰腺炎，或用于评估并发症。该项检查极少需要在 72 小时内进行，除非诊断不能确定。该项检查不适用于轻度胰腺炎而没有指征的患者，除非用于排除腹部肿瘤。

在临床实践过程中，治疗问题非常广泛，像如何选择治疗方案，如何预测治疗方法的效果，哪种治疗方法更为物有所值、利大于弊，该种疾病有无特效疗法等。

病例 5　女性，55 岁，已绝经，例行体检。静坐式生活方式，长期重度吸烟，患高血压。为预防骨质疏松以及缺血性心脏病，准备进行激素替代治疗。但其 75 岁的母亲最近被诊断为乳腺癌，肿瘤科医生说她有乳腺癌的家族史，使用激素替代疗法可能增加发生乳腺癌的危险性。

鉴于上述情况，该女性还能够使用激素进行替代治疗吗？我们可构建下列 PICOs 关键词用于检索：

P：绝经后妇女，有乳腺癌家族史

I：长期激素替代治疗

C：短期/不使用激素替代治疗

O：减少缺血性心脏病、骨折的可能性，增加发生乳腺癌的危险性

预后问题是医生与患者共同关心的问题，如何预测患者可能出现的临床进程，患者可能出现什么样的临床结局？

病例 6　男性，80 岁，因晕厥入院。儿时患过风湿热，多年来伴有中等程度的主动脉狭窄，没有症状。超声心动图显示严重的主动脉狭窄，横截面积为 0.75cm^2。专家建议进行心导管插入术，并替换主动脉瓣。患者不愿意手术。

如果不手术的话，患者的预后如何？

P：80 岁男性，患严重主动脉狭窄

I：主动脉瓣替换手术

C：单纯内科护理

O：患者寿命与生活质量的改善程度

在临床实践过程中，了解疾病的病因问题，辨别引起疾病的原因，分辨哪些是疾病的诱因，在日常生活中如何避免这些不利因素，对于疾病的预防及对因治疗具有重要意义。

病例 7 男性，40 岁，无吸烟史，最近被诊断为膀胱癌。20～30 岁间从事屋顶维修工作，长期接触石棉材料。

患者想了解他患膀胱癌是否与原来的职业有关？针对患者问题，形成如下 PICOs 检索词：

P：40 岁男性，不吸烟

I：10 年石棉职业暴露

C：无石棉职业暴露男性

O：50 岁前发生膀胱癌的危险性是否增加

病例 8 男性，35 岁，患有糖尿病，近因发热伴胸痛、呼吸困难入院，查体发现，体温 38.5℃，患者左侧胸部中下位置叩诊为实音，听诊呼吸音消失，语音传导障碍。诊断为结核性胸膜炎。医生对患者进行常规性抗结核治疗：RFP（利福平）+ INH（异烟肼）+ SM（链霉素）+ PZA（吡嗪酰胺），抽胸水。治疗过程中，发现患者的中毒反应较为严重，而皮质激素可以减轻机体的变态反应和炎症反应，使毒性症状很快减退，促进胸水的吸收，还可降低胸膜粘连、增厚出现的概率。

对于上述问题，在检索栏中提出"为减少毒性反应并控制胸膜增厚，是否该给予糖皮质激素"的问题，显得提出的问题范围太宽；而提出"结核性胸膜炎的最佳治疗是什么"的问题，又显得提出的问题范围太窄。提出"强的松用于糖尿病合并结核性胸膜炎的患者有效吗"，可能较为合适。使用 PICOs 结构，可以提出如下检索词：

P：结核性胸膜炎，糖尿病患者

I：糖皮质激素

C：安慰剂

O：结核中毒反应，胸膜粘连

请参考上述问题提出的方法，根据下述问题，提出临床循证问题。

TB 胸膜炎用糖皮质激素与安慰剂对照能否减轻毒性症状、减少胸水量、减轻胸膜增厚和粘连程度？是否降低结核性胸膜炎的治愈率，延长病程？是否增加结核复发率和病死率？

病例 9 男性，53 岁，木工。因进行性吞咽困难 6 个月、近来出现呼吸困难而急诊入院。

患者自诉 6 个月前在吞咽食物后偶感胸骨后停滞或异物感，但不影响进食；此后出现进行性吞咽困难，开始时对固体性食物，后逐渐对半流质、流质饮食出现困难。吞咽时胸骨后有烧灼痛、钝痛，近来出现持续性胸背部疼痛。2 个月前开始出现剧烈阵发性咳嗽，伴血痰，近几周出现声音嘶哑。检查发现患者极度消瘦，虚弱，口唇发绀，呼吸困难，体温38.3℃，脉搏89次/分，左锁骨淋巴结肿大，质硬、不活动。胸部X线检查显示纵隔增宽，食管钡餐示食管在气管权平面梗阻。食管镜活检后，病理报告为食管鳞状上皮癌。诊断为食管癌Ⅵ期。请针对病例9的情况，提出临床治疗循证问题。

病例10 女性，10岁，患有急性尿路感染，医生拟采用经验性治疗。

医师A倾向使用呋喃妥因治疗3~7天。医师B认为复方新诺明治疗7~14天更好。作为一名住院医师，该怎么做？

病例11 某患者发生闭合性胫骨干骨折，有充分证据证明，髓内钉内固定是业内公认的金标准治疗方法。但患者所在的医院及其主治医师却很少做髓内钉，技术很不熟练。对该患者该怎么处理？

参考病历：
请根据以上提出临床问题的方法，在下列病历及病例讨论中发现临床问题，提出临床循证问题。

病历1 22岁，女性，已婚，某钢铁厂工人。主诉：四肢大关节游走性疼痛半年，心悸、气促3周，双下肢水肿1周。4年前关节曾疼痛，但活动未受限，没有红肿。今年1月因受凉出现发热，随后肩、肘、腕、膝、踝等大关节出现游走性疼痛。疼痛时关节活动受限，踝部及足部出现过红肿，双侧上、下肢出现过"环状红皮疹"，时消时现。无心悸、胸闷、心前区不适等症状。被其他医院诊断为"风湿热"，曾用青霉素、吲哚美辛（消炎痛）、中药等治疗，症状时好时坏。近来上述症状再次出现，并在劳累时出现心悸、心前区不适及气促。夜间气促加重，尚能平卧入睡。同时全身乏力，食欲不振，时有恶心、呕吐。在门诊诊断为"风心痛"，使用"青霉素、吲哚美辛、地高辛及双氢克尿噻"等多种药物，疗效不佳。1周前症状加重，夜间出现阵发性呼吸困难伴双下肢水肿，小便少、黄，频繁恶心、呕吐。无发热、咳嗽、咯血、心前区疼痛及晕厥等症状。发病以来，出汗多，精神倦怠，饮食及睡眠不好，大便尚正常，体重无变化。平素身体健康，无药物过敏史，未到过流行病区，居住环境一般，工作环境潮湿，无特殊嗜好。20岁结婚，爱人健康。13岁初潮，月经周期28~30天，经期3~5天，经量中等，无痛经史，白带不多，无特殊臭味。1年前足月顺产1子，身体健康。无流产、早产、死产及手术产史。T 38℃，P 104次/分，R 24次/分，BP 120/70mmHg。表情痛苦，神智清楚，皮肤黏膜较苍白，无发绀、黄染、出血点、瘀斑等。叩诊心浊音界向下扩大。听诊心率104次/分，节律整齐，心尖区可闻及Ⅳ级全收缩期吹风样杂音和舒张中晚期隆隆样杂音，收缩期杂音向左腋下传导，吸气时减弱。主动脉瓣区及胸骨左缘第3、4肋间可闻及舒张早期叹气样杂音，向胸骨左下缘传导。心音无异常，$A_2 < P_2$，未闻及奔马律等附加心音，毛细血管搏动征阳性，双侧股动脉可闻及枪击音和双重杂音。肝脏在剑突下7cm，右肋缘下4cm，边缘钝，质地充实，表面光滑，无明显压痛。肝颈静脉回流征阳性。腹部叩诊呈鼓音。脊柱四肢无畸形、压痛及叩击痛，踝关

节以下凹陷性水肿，肌肉无萎缩。白细胞 11.2×10^9/L，中性 81%，淋巴 18%，单核 1%。红细胞沉降率 18mm/h。抗"O" 1:1000。初步诊断：①风湿热；②风湿性心脏病。

病历 2 女性，36 岁，反复心悸、气促 3 年，双下肢水肿半年，症状加重伴咳嗽、咳痰 1 周。3 年前患者重体力活动后出现心悸、气促，休息后可缓解。以后一般体力活动后即感心悸、气促。心脏彩超提示"二尖瓣狭窄并关闭不全"，服用"倍他洛克""卡托普利"后症状有所缓解。半年来夜间反复出现阵发性呼吸困难，双下肢水肿，尿量减少，间断服用"地高辛""呋塞米"后症状可缓解。1 周前受凉后出现咳嗽、咳白色黏痰，前述症状加重，不能平卧，尿量每天 $400 \sim 500$ml，自服"地高辛""呋塞米"症状未减轻。T 36.5℃，P 104 次/分，R 24 次/分，BP 115/85mmHg，半卧位，二尖瓣面容，口唇轻度发绀，颈静脉怒张。心前区可见弥散性搏动，心尖搏动位于左第 6 肋间锁骨中线外 1cm 处，有轻度抬举感，心浊音界向左下扩大，心尖区可闻 Ⅳ 级全收缩期杂音和舒张晚期隆隆样杂音。双下肺可闻细湿啰音，肝剑突下 3cm、右肋下 2cm 可及，质软有轻压痛，肝颈静脉回流征阳性。双下肢膝关节以下凹陷性水肿。白细胞 11.2×10^9/L，中性 81%，血红蛋白 95g/L，X 线胸部正位片显示双侧肺纹理增粗，肺淤血，左房、左右室扩大。

病历 3 男性，56 岁，因"发现血压增高 9 年"入院，经降压治疗后血压控制平稳。但患者入院后反复咳嗽、咳黄色稠痰、量多，经抗感染治疗咳嗽无明显好转。查体：T 37.5℃，BP 120/70mmHg，HR 70 次/分，律齐，心尖搏动位于左第 5 肋间锁骨中线上，未闻及杂音，右肺部下肺野呼吸音粗，可闻及少许湿啰音，无哮鸣音。血常规：WBC 9.8×10^9/L，N 80%。X 线胸片：右上肺一圆形浅淡影，直径约 1.5cm，左心室稍丰满。

病历 4 患者因劳动后心悸、气短 3 年，近期症状加重并伴下肢水肿 1 个月入院。体检：BP 100/60mmHg，R 24 次/分，P 120 次/分，房颤律，心尖区舒张期杂音，未闻及收缩期杂音，双肺呼吸音粗，双下肺可闻细湿啰音，肝在剑下 6cm，右肋下 4cm，质中等，有压痛，肝颈静脉回流征（+），双下肢膝关节以下凹陷性水肿。患者还需要做哪些检查？

病历 5 男性，68 岁，干部，因"心悸、气促 5 年，双下肢水肿 3 年，加重伴不能平卧 1 周"入院。入院查：T 36.5℃，P 120 次/分，脉搏短绌，R 26 次/分，BP 100/70mmHg，半卧位，急性痛苦病容，口唇发绀，颈静脉怒张，心尖搏动位于左第 7 肋间锁骨中线外 4.5cm 处，有轻度抬举感，心界向双侧扩大，房颤律，频率 132 次/分，第一心音强弱不等，心尖区及胸骨左缘第 5 肋间可闻及 Ⅱ 级收缩期吹风样杂音，并向左腋下传导，腹膨隆，肝于剑下 4cm、右肋下 2cm 可及，质中等，有轻压痛，肝颈静脉回流征阳性，移动性浊音阳性。双侧膝关节以下凹陷性水肿。诊断为扩张型心肌病，全心扩大，相对二、三尖瓣关闭不全，房颤律，心功能 Ⅳ 级入院。入院后每日给西地兰 0.2mg 静脉推注，利尿合剂（10% GS、呋塞米、多巴胺、氨茶碱、苄胺唑啉、罂粟碱等）静脉滴注，地高辛片 0.25mg Po. Q. d. ，培哚普利片 2mg Po. Q. d. ，小剂量阿司匹林 120mg Po. Q. d. 及抗感染、止咳、化痰治疗。每2日复查血电解质、肝肾功及血地高辛浓度。经以上治疗，患者心悸、气促症状减轻，夜间可平卧，但仍有夜间阵发性呼吸困难。今晚20：00，患者突然出现意识丧失，面色青紫，呼之不应，血压为0，心电监测示心室纤颤，立即予250J体外电除颤，转为房颤，持续20秒后再次出现室颤，为细颤，立即静脉推注肾上腺素2mg，300J电除颤，心电图显示一直线，再次静脉推注肾上腺素2mg，心电图仍为直线，呼吸随之停止，立即行气管插管加压给氧，持续胸外心脏按压，反复肾上腺素、呼吸兴奋剂等静脉推注无效。于20：50分仍无心跳和自主呼吸，瞳孔散大，心电图仍为直线。抢救无效死亡。

 病例讨论1

病例介绍： 男性，48岁，干部，因反复咳嗽2个月余伴心悸，下肢水肿20天入院。患者20天来因劳累出现咳嗽，轻微活动后感心悸、气短、乏力。无发热，能平卧，无心前区及腰腹部疼痛，无恶心、呕吐、腹泻及厌食，无皮肤瘙痒，无记忆力减退，无四肢麻木，无出血倾向。精神可，但睡眠较差，食欲稍减退，大小便正常。既往体检发现高血压（130/110mmHg），未坚持测血压，未服用降压药物。曾患有多囊肾、多囊肝。体检：T 37℃，HR 104次/分，R 21次/分，BP 150/105mmHg。慢性病容，贫血貌，无尿臭，皮肤无黄染，口腔黏膜无溃疡，颜面无水肿。心界向左下扩大，无抬举感，律齐，无杂音，心尖区可闻奔马律，无心包摩擦音。腹部双肋下丰满，可触及双肾，右肾下缘在右肋下12cm，表面光滑，无触痛，肝脾未触及，腹水征阴性。双下肢踝部轻度浮肿。实验室检查：血常规正常；尿比重1.008，白细胞＋；尿素氮12.4～13.7mmol/L，肌酐578～579μmol/L，24小时肌酐清除率23ml/L；腹部B超可见双侧多囊肾、多囊肝。血糖、血脂、血电解质正常；心电图TV$_1$～V$_6$波倒置；胸片呈现主动脉型心脏改变，彩色超声心动图示主动脉内径增宽，各房室内径增大，以左室扩大为主；眼底检查发现动静脉交叉压迫征。

住院经过： 入院后经强心、利尿、降压、抗感染、保护肾功能等治疗，数日后心衰改善，心悸、气短、咳嗽、水肿等症状消失，心率降至70次/分左右，奔马律消失，血压维持在150/90mmHg左右，透析药物因腹泻不能耐受而停。日尿量维持在1000～2000ml，肾功能无改善。

讨论

××医学院第一附属医院心内科A医师：患者的诊断是明确的，为先天性多囊肾、多囊肝，合并慢性肾功能不全尿毒症期，肾性高血压，高血压心脏病，左心室心脏病，左心室肥大，窦性心动过速，心力衰竭，心功能Ⅱ级；肺部及尿路感染。患者系中年男性，病程长，病情发展缓慢，虽客观反映肾功能严重损伤，因无尿毒症的临床表现，故多年未引起重视。此次因过度劳累起病，主要表现为心功能不全而收住本科。经检查并结合病史，考虑心功能不全是由于高血压长期未得到良好的治疗，致靶器官损伤，加上代谢产物引起心肌损伤所致。高血压是继发病，继发于多囊肾。经治疗虽然血压维持在正常范围，心衰有所控制，但肾功能差，如何改善肾功能是关键。会诊目的是请各位专家提出诊治的宝贵意见，尤其是今后长远治疗方向，如血液透析和肾移植问题等，请各位专家具体指导。

××省第一人民医院泌尿外科 B 医师：患者的家族史不详。一般情况好，腹部两侧丰满，多年前发现多囊肾，患有高血压。检查发现多个肾囊腔，尿素氮明显升高，肌酐清除率粗算 12ml/min，尿比重低。现在危及患者生命的主要是多囊肾，该患者病情属Ⅲ期。该期药物治疗无效，预后差，很少存活超过 55 岁。过去的治疗方法是通过手术破坏囊肿，减轻肾组织受压，可延长寿命。但近年来主张做手术者较少，仅限于Ⅰ、Ⅱ期患者，Ⅲ期患者做手术风险大，曾做过两例，术后肾功能急转直下，本例已有心血管的损伤，肾功能差，已失去手术机会，不做手术估计还可活一段时间。目前血压可控制，尿量尚正常，可把代谢产物排出去，尚无尿毒症表现，血透可暂缓。患者一般情况好，年龄不算大，可最后考虑肾移植。

××医院泌尿外科 C 医师：关于治疗，去顶减压术已失去机会。本病是一长期缓慢过程，靶器官的损伤远超自觉症状，目前是采取姑息治疗还是积极措施？如果只求存活，减少痛苦，可以内科治疗为主，对症处理，或在 B 超引导下行囊腔抽液，但易感染，且改善肾功能不容易。积极治疗方法是血液透析，先建立内瘘，为血透做好准备。关于肾移植，目前武汉等地主张先切除双肾然后再做肾移植。患者肾功能虽不好，但在有尿的情况下做双肾切除，家属及患者是否接受？但本例系晚期患者，长期高血压，存在有动脉粥样硬化，肾移植的风险大，不得已的情况下，控制好血压再考虑肾移植问题。

××医学院第一附属医院泌尿外科 D 医师：诊断已明确。关于治疗方法在全国会议上专家的意见并不统一，做不做去顶手术，存活率基本一样。我院做过几例，属于Ⅰ期患者，做了以后血压可恢复正常，术中可见肾脏内大囊套小囊，囊内液体呈巧克力状或血清状。术后肾脏可缩小，但不久囊腔又增大。目前考虑肾移植的疾病有肾小球肾炎、肾盂肾炎、间质性肾炎和多囊肾，本例居第四位。若伴有脑血管瘤，单发或多发结肠憩室，可能影响术后效果。肾移植的费用高，风险大，要充分考虑利弊。主张先做透析治疗。肾移植前应先切除肾。

××医院泌尿外科 E 医师：发病年龄及病情进展均符合多囊肾诊断。为成人型先天性多囊肾，属常染色体显性遗传性疾病。出现症状的早晚决定预后。典型的临床表现，多是先出现高血压，然后双肾逐渐增大，B 超和 CT 出现多囊肾典型改变。诊断可排除多发性肾囊肿及斑痣性错构瘤。CT 片显示残留的正常肾实质已不多，属多囊肾晚期。去顶术或单纯穿刺减压均无意义，同意以上各位专家意见，目前对本病治疗无突破性进展，只能对症处理，鉴于患者对口服透析药物不能耐受，腹膜透析引起的腹胀也不能接受，可考虑血透，以清除代谢产物，调节水盐电解质平衡。建议先在手腕上做好动、静脉内瘘，准备血透，关于肾移植的指征和时机，多囊肾不是最佳指征，如有并发症，移植预后更差。目前考虑尚早，若先切除了肾，动脉粥样硬化不能解决也是个问题。

××医学院第一附属医院泌尿外科 F 医师：同意大家意见。要就近避远，走一步看一步，目前先做内瘘，准备血透，加上良好的内科治疗，到不得已时再考虑肾移植。

××医学院第一附属医院肾脏内科 G 医师：同意各位专家意见。入院时有呼吸道及尿路感染，是加重肾功能不全的因素，该病肾功能代偿性较强，只要有一半肾实质未破坏，肾功能就可代偿。经治疗后复查肾功能，若肌酐仍高则应进行血透；肌酐不再继续升高，采取内科治疗，降血压，改善心功能，控制感染，低盐、低蛋白饮食，主要限制植物蛋白，要准备记录24小时尿量，尿量<1000ml/d时则应用利尿剂，补充必需氨基酸，静脉滴注肾安，可试服中药大黄，余不重复。

××医学院第二附属医院肾脏内科H医师：患者高血压已10年，同意考虑为继发性，叩诊心脏增大，入院时有奔马律，超声检查主动脉内径增大，室间隔及左室后壁增厚。X线胸片心脏主动脉型改变，高血压心脏病诊断可成立，有心功能不全。虽无脑部症状，但颅内动脉粥样硬化可能存在，目前有肾功能不全、尿毒症。内科治疗控制血压，选用血管紧张素转换酶抑制剂——巯甲丙脯酸有针对性，此药吸收快，半衰期短，维持时间不长，有巯基引起的不良反应，建议改用长效制剂那普利、雅施达等。使用保钾利尿剂要谨慎，应监测血钾。试用蛋白同化剂苯丙酸诺龙，但严重高血压不用。血透时严密监测心功能。

××省第一人民医院心内科I医师：诊断无疑，儿童型多囊肾预后差，早期死亡，成人型病程缓慢。曾有一例单侧多囊肾，术后长期存活，双侧预后差，治疗较困难。单纯降血压效果不好，还要配合改善肾功能方面的治疗。血压不宜降得太低，否则影响肾脏的血供，控制在150/90mmHg为宜。潘生丁可望改善肾循环，日量300~400mg，中药大黄有降低尿素氮作用，建议试用。选用对肾功能无损伤的利尿剂，如速尿、利尿合剂。

××市人民医院心内科J医师：诊断明确，预后差。治疗棘手。病情观察注意记录每日尿量，监测尿比重、肾功能等。避免使用损伤肾功能药物，血透是必要的。

 病例讨论2

病例介绍： 女性，29岁。因发作性头晕、心悸3年，加重伴晕厥、憋气15天，于2001年12月31日入院。患者曾于1998年在情绪激动后突发头晕、心悸，休息后缓解。后又发作5~6次，未予诊治。2001年12月16日洗澡时晕倒，意识丧失5~10分钟后自行恢复，无口吐白沫、四肢抽搐和大小便失禁，后渐觉憋气，伴腹围增大、下肢水肿、少尿约200ml/d，经利尿后水肿有所减轻，但憋气进行性加重。28日X线胸片示双侧胸腔积液，心影增大，升主动脉扩张；超声心动图示升主动脉瘤样扩张（主动脉根部内径60mm），主动脉瓣关闭不全（AR），心包积液。BP 100/60mmHg，右侧颈静脉充盈明显，双下肺呼吸音低，心界扩大，心率85次/分，心音低钝，胸骨左缘第2肋间可闻及舒张早期叹气样杂音，腹水征（+），双下肢可凹性水肿；血红蛋白108g/L，WBC 12×10^9/L，血小板203 $\times 10^9$/L；ALT 1557U/L，总胆红素（TBI）53μmol/L，直接胆红素（DBI）6.8μmol/L，肌酐（Cr）151μmol/L，尿素氮（BUN）11.1μmol/L，凝血酶原时间15.7秒，活化部分凝血活酶时间32.5秒；血沉5mm/h；B超示双肾实质回声增强，腹水。12月31日10:30因憋气自服"消心痛"后突发意识丧失、大汗，心电监护示：BP 65/25mmHg，HR 110次/分，心电图示窦性心动过速；予补液、多巴胺治疗后血压回升，患者神志渐转清。测中心静脉压25cmH_2O；UCC示大量心包积液（液性暗区22~38mm），升主动脉瘤样扩张、AR，未见动脉瘤破裂或主动脉夹层。考虑急性心包填塞，遂行心包穿刺引流术，术中抽出红色血样液体 200ml，该液体示：Hb 105g/L，WBC 1.6×10^9/L，血小板 31×10^9/L；术后患者诉憋气明显好转。患者入院后考虑特发性主动脉环扩张（annuloaortic ectasia，AAE），升主动脉瘤破裂致心包填塞的可能性大。予心电监护、吸氧、绝对卧床、硝普钠严格控制血压、镇咳，并给予利尿、抗感染治疗，同时积极术前准备。1月1日晚患者渐感憋气并逐渐加重，无胸痛，心包引流仍有血样液体引出。进行急诊手术，术中见心脏外形符合 AAE 诊断，主动脉根部瘤样扩张、内有血栓，且发现主动脉根部右侧壁有一针尖大小破口，于收缩期向内心包腔射血，主动脉瓣环扩张、瓣叶稍薄。成功行升主动脉人工血管、主动脉人工瓣置换、冠状动脉移植术（bentall）。术后病理示动脉壁中层明显变化、弹力纤维断裂，部分有出血及炎性细胞浸润，符合动脉瘤诊断。术后患者恢复良好，无憋气、头晕、心悸发作，下肢水肿逐渐消退；复查肝肾功示：ALT 76U/L，TBI 24μmol/L，DBI 8.6μmol/L，Cr 106μmol/L，BUN 7.5μmol/L；术后胸片显示心影大小正常，升主动脉不宽，双侧胸腔积液消失；UCG 示主动脉瓣人工瓣术后功能正常，少量心包积液，人工血管主动脉根部内径 35mm。

讨论

A 医师：年青女性，29 岁，慢性病程，多浆膜腔积液，多系统损害，病情似乎十分复杂。很容易使人想到免疫性疾病的可能。但追问病史，患者无发热、皮疹、光过敏、关节肿痛等免疫病的表现，血沉正常，均不支持此诊断。仔细分析病情，虽以情绪激动诱发头晕、心悸发作为最初表现；但本次发病急，症状加重伴晕厥、憋气、水肿、颈静脉充盈、心界扩大、心音低钝、移动性浊音阳性、双下肢水肿，同时血液动力学不稳定（血压下降、心率增快），中心静脉压明显升高，辅助检查示肝肾功能损害，呈进行性加重，UCG 示大量心包积液。考虑急性心包填塞诊断明确，可解释本次病情全貌。而手术解决了心包填塞的问题后，患者症状缓解，胸腹腔积液消失，肝肾功能基本恢复正常，证实了我们的分析。

B 主治医师：患者转来本院时病情危重，出现急性心包填塞、血液动力学不稳定，遂行心包穿刺引流，暂时缓解了病情，进一步急需解决的问题是查找急性心包填塞的病因。患者胸片、UCG 血管造影均证实升主动脉瘤样扩张，尽管 UCG、血管造影未见破口或夹层，但结合临床仍考虑升主动脉瘤破裂与心包填塞直接相关。进一步分析手术的指征：升主动脉瘤进行性扩大，临床判断升主动脉瘤破裂导致心包填塞；虽积极控制血压、镇静以望稳定病情，但心包填塞再度加重；考虑病情危急，故行急诊手术而挽救了患者的生命。

C 主治医师：患者在本院急诊时已考虑到升主动脉瘤破裂导致急性心包填塞的可能，但 UCG、血管造影均未见主动脉瘤破裂的征象，误以为病情相对平稳，未急诊手术治疗。事实上据文献报道，UCG、血管造影往往不能显示主动脉瘤的小夹层或破口，经食管超声可提高阳性率。结合本例临床特点，考虑升主动脉瘤破裂，虽破口小，但心包腔内压力逐渐升高，而导致心包填塞。因已决定急诊手术，故未冒险行食管超声。

D 副主任医师：患者入院后决定急诊手术是十分及时、正确的。手术所见：主动脉根部瘤样扩张，血管管壁薄而近乎透明，随时有破裂可能；同时发现主动脉根部右侧壁有一针尖大小破口于收缩期向心包腔内射血，亦证实了术前升主动脉瘤破裂导致急性心包填塞的判断。

E教授：患者入院后积极准备手术的同时，亦进一步分析其升主动脉瘤样扩张的诊断。复习文献，AAE是Elli等在1961年首先用以描述胸主动脉瘤中主动脉近端和主动脉环特发性扩张，导致单纯性主动脉反流的临床病例表现。国际上将AAE的病因分为三类：①典型的马方综合征；②具有马方综合征家族史；③特发性的AAE。临床方面：AAE多见于男性，（男：女）=(2~8)：1，通常以主动脉瓣反流的症状起病；特发性AAE多在40~60岁间起病，而马方综合征或与之相关的AAE起病要相对年轻。体格检查则以胸骨左缘的舒张期杂音区别于瓣膜病引起反流的胸骨右缘杂音。辅助检查上胸片、CT、MRI均可见主动脉根部及升主动脉扩张，而UCG、血管造影则能同时显示AR。Lemon和White总结了AAE的血管造影表现以"梨形"升主动脉扩张最为多见（56%），直径可达正常的2~5倍（48~50mm）。但血管造影往往不能显示AAE小夹层。治疗方面：外科手术的时机通常选择在AR重度反流、引起左心功能不全的症状时，或左心室、升主动脉进行性扩张时。手术方式以采用组合移植瓣进行升主动脉、主动脉瓣置换（包括冠状动脉移植）为宜。手术可显著改善患者预后，但晚期主动脉夹层是导致其猝死的主要原因，故需长期随诊，其中20%会因邻近部位主动脉瘤形成需要再次手术。本例为青年女性，以情绪激动诱发头晕、心悸发作为最初表现，提示其起病时即有AR表现，查体温及胸骨左缘的杂音，UCG、血管造影示升主动脉瘤样扩张"梨形"、伴有AR；术中证实主动脉根部瘤样扩张，主动脉瓣环扩张而瓣叶基本正常。至此AAE的诊断明确。追问病史，否认马方综合征家族史，查体亦无相关的体征，故考虑特发性AAE可能性大。

F主任医师：术中所见心脏外形符合AAE诊断。另外，行Bentall手术时发现其升主动脉扩张远端的血管壁组织的柔韧性亦不正常，结合文献考虑有邻近部位主动脉瘤再形成的可能，已嘱患者出院后继续随诊。

G教授：AAE常见的病理特征是受累的主动脉壁发生中层囊性退行性变，随着主动脉根部进行性扩张，导致主动脉瓣环扩张、瓣叶分离、反流形成，而非瓣叶本身病变引起反流。同时薄弱的主动脉壁也有形成夹层的倾向，多为小的、环形夹层，且局限于升主动脉。本例术后病理符合AAE的病理特征：动脉壁中夹层明显变性，弹力纤维断裂，同时可见内膜破裂、小夹层的形成。AAE确为罕见病例，但总结本例的诊治过程，提醒临床医师，应对复杂的临床资料去粗取精、重视临床判断，才能最大限度为患者提供及时的处理，改善预后。

（韩光亮 季聪华）

实习二　如何查找临床实践中所需要的证据

【目的】

通过练习掌握临床证据的查找方法。

【时间】

2～4 学时。

【内容】

作为临床工作者，尤其是临床医生，每天会面临许多选择，如种类繁多的药物、不同类型的检查等。当情况较为复杂和棘手时会产生疑难问题，而这些问题多数没有现成的答案。临床医生工作繁重而时间有限，且多数缺乏熟练的证据检索技能。因此，对于临床医生而言，除了掌握必要的临床知识，拥有丰富的临床经验和医务工作者的素质外，掌握基本的临床证据检索方法显得尤为重要。本实验按照下列顺序，即病因和不良反应、诊断、治疗、预后等不同方面，介绍如何查找临床实践中所需的证据。

一、查找病因和不良反应研究证据

案例　王某，男性，76 岁。以"跌倒 1 小时"为主诉入院。患者有睡眠障碍 10 年，长期睡前服用艾司唑仑（舒乐安定）3～4mg，入院当晚在夜间起床去卫生间过程中跌倒。入院后经 X 线检查，发现"左侧股骨颈嵌插性骨折"。在骨科进行了内固定手术。患者家属询问：患者夜间跌倒发生骨折是否和长期服用艾司唑仑有关？

（一）构建临床问题

为明确临床问题的性质和方便检索，首先应按照 PICO 原则对以上病例中的临床问题进行转化和重建：

P（患者）：老年睡眠障碍患者

I（干预措施）：艾司唑仑

C（对照措施）：安慰剂或未使用艾司唑仑

O（结局指标）：骨折或股骨颈骨折

将患者提出的问题转化为可以回答的临床问题：老年女性患者服用艾司唑仑是否会引起骨折？

（二）检索相关研究证据

1. 选择合适数据库　检索证据前，需要进一步明确应该检索哪些数据库。不良反应问题涉及的最佳数据库是二次文献数据库，如 Cochrane Library，ACP Journal Club，UpToDate，Trip Database 和 SUMSearch 等。但因其文献收录有限，也可使用临床医师常用的原始文献数据库：PubMed/MEDLINE 和 EMBASE 等。

2. 确定检索词和检索式 检索时，从 PICO 四个元素中提炼出检索词并进行检索词的组配以形成检索策略。必要时，还需包含所提出的临床问题的类型和所查找证据的设计类型。上述案例检索词为：

P（patient）：sleep disorders

I（interventions）：estazolam（stazolam）

C（controlmeasures）：placebo，Unusedestazolam（estazolam）

O（outcomes）：fracture

3. 检索相应数据库 该临床问题选择的中文数据库是 CBM，采用主题检索，检索策略是：

#检索词

#1 "睡眠障碍"［不加权：扩展］

#2 "艾司唑仑/不良反应/中毒/毒性"［不加权：扩展］

#3 #1 AND #2

选择外文数据库 PubMed，采用 PubMed 中 "PubMed Clinical Queries" 检索功能，检索策略是：estazolam AND fracture（图 2-1）。

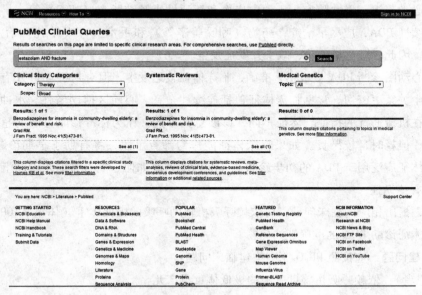

图 2-1 PubMed 数据库检索结果

在 PubMed 中找到了 1 篇有助于回答这个问题的文章：Grad RM，Benzodiazepines for insomnia in community-dwelling elderly：a review of benefit and risk. J F am Pract. 1995，41（5）：473-81.

二、查找诊断性研究证据

临床医生在临床实践中借助各种诊断技术和方法明确患者是否患病及患何种疾病十分关键。患者常常会关心此检查的原因或该检查的价值,为避免盲目选择和应用,医生需要明确诊断技术和方法诊断某种疾病的准确性、安全性、适用性和经济性,如 CT 诊断阑尾炎的价值,血清铁蛋白诊断缺铁性贫血的价值等。为此,医生可自己开展诊断性研究。但临床工作中更多是带有争议或不能解决的问题,可通过查找他人研究成果来回答自己或患者的问题。

案例 张某某,女性,孕25周出生的早产儿。出生后30天时在其胸骨左缘第2肋间闻及连续性杂音,脉搏增强。医生临床诊断为"动脉导管未闭(patent ductus arteriosus,PDA)"。已给予吲哚美辛(消炎痛)治疗一疗程。婴儿非常虚弱且依赖呼吸机辅助呼吸,不便搬动进行超声心动图检查以确诊患儿是否有PDA。能否根据体格检查结果(体征)诊断患儿的PDA?

(一)构建临床问题

1. 提出问题 在构建临床问题前,将上述问题转化为可回答的临床问题。

动脉导管未闭是早产儿最常见的先天性心脏病,若未及时诊断与处理,常可诱发或促进充血性心力衰竭、慢性肺疾病、颅内出血和坏死性小肠结肠炎(NEC)等。早产儿一旦确诊为持续性PDA,应尽早治疗,药物(吲哚美辛等)和手术(PDA结扎)治疗PDA安全、有效。因此,应尽早确诊,减少并发症发生。

超声心动图诊断PDA最敏感、准确,临床体征较迟发生,但对判断与PDA有关的远期疾病的发生关系更密切。常见临床体征包括连续性杂音、心前区搏动增强、水冲脉、脉压增大或存在机械通气的指征。体征不同,诊断意义不同。作为标准诊断方法的超声心动图虽然准确,但耗时且较昂贵。如果临床体征能作为筛查手段,将有助于早期诊断和治疗。尽管临床体征广泛用于PDA的初步诊断,其准确度到底如何、能否有助于诊断上述早产儿的PDA,有待循证。

对此,提出相应的临床问题:对依赖呼吸机辅助呼吸的极低体重(体重 < 1000g)早产儿,临床体征诊断PDA的准确性如何?

2. 构建问题 应按照PICO原则构建临床问题:

P(患者):依赖呼吸机辅助呼吸的极低体重早产儿

I(干预措施):临床体征

C(对照措施):超声心动图(金标准)

O(结局指标):诊断动脉导管未闭

(二)检索相关研究证据

1. 选择合适数据库 目前尚无专门诊断试验证据的数据库,只能通过综合性数据库检索诊断试验证据。建议首先检索经他人评估和筛选过的循证医学资源，如果未检索出需要的信息，再进一步检索未经筛选的数据库。

首先检索经过评估或筛选的循证医学信息资源（二次文献数据库），如：Best Evidence（Evidence based Medicine and ACP Journal Club）、Cochrane Library 中 Cochrane 系统评价数据库（Cochrane Database of Systematic Reviews，CDSR）、UpToDate、SumSearch。然后再考虑检索未经评估或筛选的信息资源（原始文献数据库），如：PubMed、EMBASE、CBM。

2. 确定检索词和检索式 检索时，常常从 PICO 四个元素中提炼出检索词并进行检索词的组配以形成检索策略。必要时，还需包含所提出的临床问题的类型和所查找证据的设计类型。上述案例检索词为：

P（patient）：patent arterial duct

I/C（interventions/control measures）：diagnostic test，clinical examination

O（outcomes）：sensitivity，specificity，preterm

本例采用检索词 patent arterial duct，sensitivity，preterm 制定检索策略［patent arterial duct］AND［sensitivity］AND［preterm］，并根据检索的数据库相应调整。

3. 检索相应数据库 首先检索二次文献数据库 Best Evidence 和 CDSR，未检出相关文献。

再检索 PubMed，从"PubMed Tools"中选择"Clinical Queries"进入检索口（图 2 - 2）。

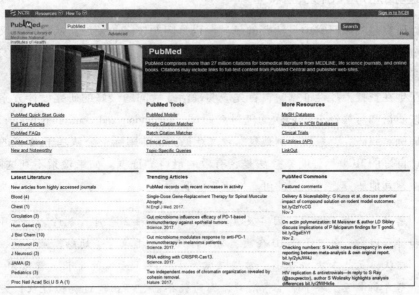

图 2 - 2　PubMed 数据库主页面

输入"［patent arterial duct］AND［sensitivity］AND［preterm］"进行检索，并在"Category"下选择"diagnosis"，在"Scope"下选择"narrow"（图 2 - 3）。

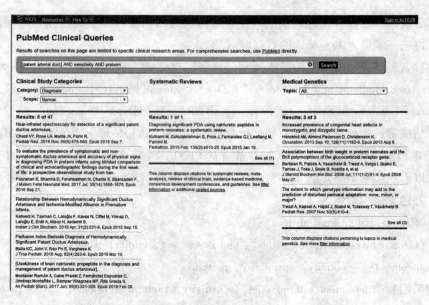

图2-3 PubMed 数据库 "Clinical Queries" 页面

最后，在 "Category" 中检出47篇相关文献，"Systematic Reviews" 中有1篇文献，仔细阅读题目和摘要，找出与本例相关的文献，并结合本病案的具体情况进行选择和应用。

三、查找治疗性研究证据

治疗性研究是临床研究中最活跃的领域，也是问题较多的领域。从某种意义上说，临床实践的过程就是回答一系列问题并作出决策的过程。患者罹患什么病？应该安排什么检查？对大多数临床医生而言，最常见的临床问题无疑是治疗问题。

临床医生在查找治疗性证据时，首先应明确治疗性问题最好的研究设计方案。治疗性研究证据按质量和可靠性分级依次为随机对照试验（randomized controlled trial，RCT）、队列研究、病例对照研究、系列病例观察、专家意见。目前国际上公认基于 RCT 的同质系统评价和设计良好的 RCT 是证明某疗法是否有效的最可靠证据。如果检索不到这两种证据，则可依次检索其他研究，但证据的可靠性逐级降低。

案例 患者，女性，45岁，因"反复尿频、排尿困难2个月"就诊。2个月前无诱因出现尿频和排尿困难，每日小便20余次，时常伴尿痛及排尿时烧灼感，无发热、畏寒、尿急和腰痛等症状，反复多次检查小便常规正常，小便培养无细菌生长。曾服用中药治疗，效果不佳。患者要求医生给予抗生素治疗，因为数年前曾经出现过类似症状，经抗生素治疗后症状消失。

（一）构建临床问题

1. 提出问题 针对此病例，首先提出初始临床问题："对具尿路刺激症状但尿常规和尿培养阴性的女性患者，抗生素治疗能否改善患者的临床症状？"

治疗性研究的问题可由患者提出，也可由医生根据患者的临床情况提出。

此处强调"女性"是因为女性更容易罹患尿路感染，而且治疗策略与男性不同。显然，这一初始临床问题并不利于我们查找证据，需进一步转换为易于回答和检索的形式。

2. 构建问题 按照 PICO 原则构建临床问题：

P（患者）：具有尿路刺激症状，但尿常规和尿培养正常的女性患者

I（干预措施）：抗生素

C（对照措施）：安慰剂或空白对照

O（结局指标）：临床症状（尿频、排尿困难、尿痛等）

（二）检索相关研究证据

针对本病例，查找是否有与上述临床问题相关的 RCT 系统评价（Systematic Review，SR），即查询当前可获得的最佳证据来解决临床问题。

1. 选择合适数据库 目前尚无专门临床治疗证据数据库，只能通过综合性数据库检索证据。

首先检索二次文献数据库，如：Best Evidence、ACP Journal Club、Cochrane Library、UpToDate、Clinical Evidence、Ovid EBM Reviews。然后再考虑检索原始文献数据库，如：PubMed、EMBASE、CBM。

2. 确定检索词和检索式 检索时，常常从 PICO 四个元素中提炼出检索词并进行检索词的组配以形成检索策略。上述案例检索词为：

P（patient）：female patient with urinary tract infection

I（interventions）：antibiotic

C（control measures）：placebo or blank

O（outcomes）：efficacy

3. 检索相应数据库 本例中，我们检索 Ovid EBM Reviews（包括 ACP Journal Club 和 Cochrane Library），检索策略为 antibiotic AND "urinary tract infection" AND negative AND "routine urine test" 未能找到相关系统评价，但检出 1 篇与临床问题密切相关的 RCT。这篇文献由 Dee Richards 等撰写发表于 2005 年 BMJ 杂志上 "Response to antibiotics of women with symptoms of urinary tract infection but negative dipstick urine test results：double blind randomized controlled trial"。

四、查找预后性研究证据

在临床诊断和治疗的实践中，随时都会遇到疾病预后的估计。如乳腺癌患者手术后是否会复发或转移。如果发现转移病灶，患者及家属更关心患者还能生存多长时间，选择什么样的治疗方式可以延长生存时间，如果不治疗还能活多长时间等。临床医生则需回答患者及家属所关心的问题，并给予正确和科学的解释。

要对预后作出客观估计与判断，尽可能使预计的结果接近患者的实际结局，必须有真实可靠的科学依据，而不能仅依靠医生的个人临床经验。评估预后的资料，都来自疾病随

访的结果，随访方法不同，结果的可信性就有差别，临床医生一定要选择最佳的证据作为预后评估的依据，尤其在选择处理手段，意图改变预后进程时更为重要。

案例 马先生，38岁，软件工程师。今年2月出现大便变细，4月份出现黏液便，遂至医院检查，医生建议患者进行结肠镜检查。检查发现降结肠有肿块，病理活检提示腺癌。这对马先生的家庭来说是一个很大打击。了解病情的严重性之后，马先生马上住院，完善各项检查，未见肝、肺等脏器转移，医生与家属和患者沟通后，施行了降结肠癌根治术。术后病理检查结果为溃疡型腺癌，肿块大小3cm×2cm，累及浆膜层，但周围脂肪组织及血管神经未见累及，清除淋巴结20枚，仅发现肠旁有1枚淋巴结转移。手术后，患者及家属虽然万幸癌症尚未远处转移，但也很担忧。因为很多人认为年轻肿瘤患者更易发生肿瘤播散，复发转移概率更大，于是马先生及其家属咨询医生：是否他的病情会进展很快，复发转移的概率是不是比年纪大的人要高？是否需要马上化疗？还能够活多长时间？

（一）构建临床问题

1. 提出问题 在上述病案中，患者与家属关心的是结肠癌的预后问题。我们首先做一个病史特点小结：38岁年轻男性患者，按照TNM分期T3N1M0，属ⅢB期，没有合并其他全身疾病。回答患者及家属的问题，可按照循证医学的步骤检索文献、评价证据、应用证据阐述问题。

将患者及家属的问题简化为"年轻结肠腺癌患者术后是否比其他患者更易发生转移，生存期有何差别"。

2. 构建问题 应按照PICO原则构建临床问题：

P（患者）：结肠腺癌年轻患者

I（干预措施）：手术治疗

C（对照措施）：中老年患者

O（结局指标）：复发时间、生存期

（二）检索相关研究证据

1. 选择合适数据库 首先检索经过评估或筛选的循证医学信息资源（二次文献数据库），如：Best Evidence（Evidence based Medicine and ACP Journal Club）、Cochrane Library、UpToDate、Clinical Evidence、Ovid EBM Reviews（ACP Journal Club and Cochrane Library）。然后再考虑检索未经评估或筛选的信息资源（原始文献数据库），如：PubMed、EMBASE。

2. 确定检索词和检索式 选择PubMed数据库，从"PubMed Tools"中选择"Clinical Queries"进入检索口。

输入"colon cancer AND operable AND young patients AND older patients AND survival"进行检索，并在"Category"下选择"diagnosis"，在"Scope"下选择"broad"（图2-4）。

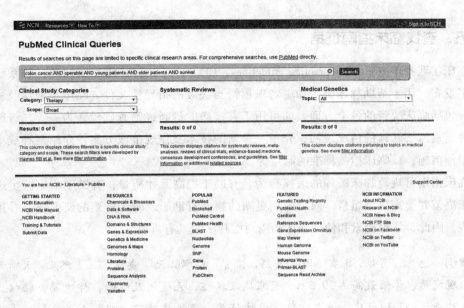

图 2 - 4 PubMed 数据库 "Clinical Queries" 检索结果

3. 检索相应数据库 检索 PubMed 数据库结果未检索到相关文献。分析上述问题，发现问题的重点在于年轻结肠癌患者，及其最后结果，此时可扩大检索，把检索式更改为 "colon cancer AND young patients AND survival"，检索之后，总共有257篇文献（图2-5）。

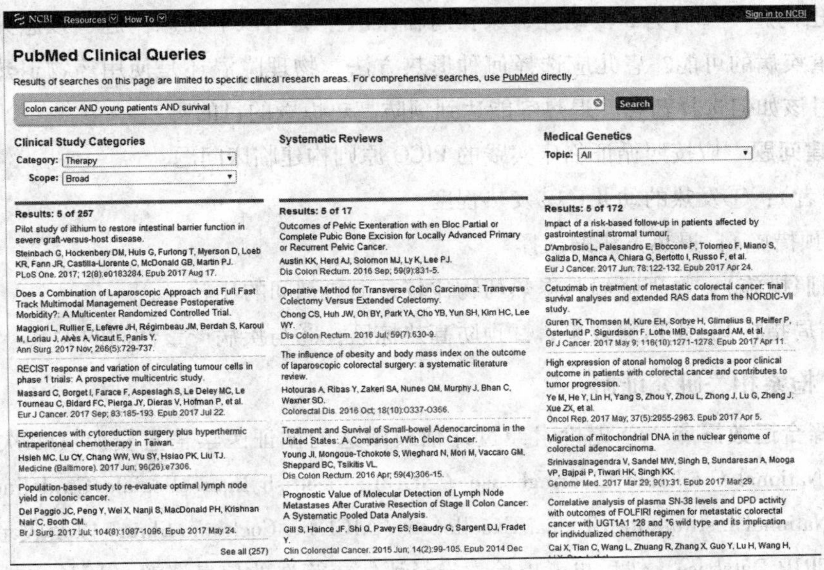

图 2 - 5 PubMed 数据库 "Clinical Queries" 检索结果

快速浏览所有题目及摘要后发现一篇符合上述案例要求，该文章发表于2007年10月，作者为 Quah HM，文章题目 "Young age influences treatment but not outcome of colon cancer"。通过全文链接获取全文，通过阅读与评价，结合实际情况参考应用。

五、查找临床指南证据

临床实践指南（clinical practice guidelines，CPGs）是针对特定临床问题，经系统研究后制定发布，用于帮助临床医生和患者做出恰当决策的指导性文件。临床指南涉及的范围很广，包括临床决策的各个方面，如可用于某疾病的诊断或筛查试验，为一、二级医院提供某种疾病需要转诊的情况说明，介绍一种新的技术操作规范或方案，介绍某种成本效益高的干预措施，或临床检测标准的制定等。

临床指南可规范临床医师的医疗行为，有助于提高医疗质量，有助于临床医生进行循证临床决策并提高决策质量，同时定期更新的指南有助于及时了解新的研究成果并用于临床实践。因此，掌握检索和使用临床指南对医疗实践具有重要意义。

案例　患儿，男性，3 岁，因"发热，流涕，咳嗽 2 天"急诊就医。患儿 2 天前无明显诱因出现发热，体温最高达 39.5℃，无寒战及抽搐，无腹泻及呕吐，伴流涕，轻咳，无气促。入院查体：T 39.4℃，神志清楚，精神稍差，急性热病容，咽充血，扁桃体Ⅰ°肿大，双肺（－），心率 128 次/分，节律规整，无杂音，腹部查体（－）。脊柱四肢无畸形，生理反射存在，病理反射未引出。患儿平素身体健康，既往有高热惊厥病史。

（一）构建临床问题

1. 提出问题　患者为 3 岁幼儿，家长向临床医生提出以下临床问题：该患儿的发热是否提示严重疾病的可能？患儿应选择何种退热方法，物理降温还是使用药物退热？当选择药物退热时该如何选择药物？退热剂能达到预防高热惊厥的目的吗？

2. 构建问题　应按照循证临床实践的 PICO 原则构建临床问题：

P（患者）：①发热的幼儿；②发热程度

I（干预措施）：退热方法的选择

C（对照措施）：物理降温与退热药物比较；退热剂间的比较

O（结局指标）：①退热效果；②预防高热惊厥；③与疾病严重性间的关系

（二）检索相关研究证据

1. 选择合适数据库　首先检索经过评估或筛选的循证医学信息资源（二次文献数据库），如：National Guideline Clearinghouse（NGC）、Scottish Intercollegiate Guidelines Network（SIGN）、National Institute for Clinical Excellence（NICE）、Cochrane library 以及收录循证摘要和指南的 TRIP Database。然后再考虑检索未经评估或筛选的信息资源（原始文献数据库），如：PubMed/MEDLINE、EMBASE。

2. 确定检索词和检索式　根据临床问题，确定检索词。

中文检索词：发热，指南。

英文检索词：fever，clinical protocol，practice parameters，algorithms，pathway，clinical pathways guideline，practice guideline。

检索了 5 个数据库，检索策略如下：

（1）CBM（主题检索）

#检索词

#1 "发热"［不加权：扩展］

#2 "指南"［不加权：扩展］

#3 #1 AND#2

（2）NGC

Keyword：fever

Clinical Specialty：Pediatrics

Cochrane Library：fever in Keywords in Cochrane Database of Systematic Reviews

（3）Trip database

Fever；filter by pediatrics

（4）MEDLINE

#searches

#1 fever

#2 clinical protocols

#3 practice guidelines

#4 algorithms

#5 clinical pathways

#6 clinical pathways guideline

#7 practice parameters

#8 #2 OR #3 OR #4 OR #5 OR #6 OR #7

#9 #1 AND #8

#10 limit #9 to（" all child（0 to 18 years）" AND humans）

（5）EMBASE

#searches

#1 'fever'/expAND［pediatrics］/limAND［humans］/lim

#2 'clinical protocol'/expOR'clinicalprotocol'

#3 'practice parameters'

#4 'algorithms'/expOR'algorithms'

#5 pathway

#6 'clinical pathways guideline'

#7 'practice guideline'/expOR'practice guideline'

#8 #2 OR #3 OR #4 OR #5 OR #6 OR #7

#9 #1 AND #8

3. 检索相应数据库 共检索出儿童发热指南相关英文文献611篇，中文发热指南7篇，根据指南的发布年代，发布国家，筛选2008年发布的《中国0至5岁儿童病因不明的急性发热诊断处理指南（标准版）》、2009年发布的《中国0至5岁儿童病因不明的急性发热诊断处理指南（解读版）：发热的处理》，分析评价后应用。

（李雨璘　李　迅）

实习三　病因与不良反应证据的评价

【目的】

通过实例掌握病因与药物不良反应证据的评价方法，学会证据的具体评价过程。

【时间】

2~4 学时。

【内容】

证据的评价是循证实践中尤其重要的一环，对证据的质量做出合理正确的评价，可以将证据按质量区分开来，利于随后采用证据循证决策。

案例 1　患者，男性，62 岁，以"无痛性肉眼血尿 1 周"入院。患者吸烟 20 年，有 10 年高血压病史，长期服用钙通道阻滞剂控制血压。入院后经 B 超、膀胱镜等检查，发现膀胱左侧壁、三角区有 2 枚乳头状新生物，术前诊断为膀胱肿瘤。于入院后行经尿道膀胱肿瘤电切术。术后病理检查证实为膀胱移行细胞癌。出院前患者询问：吸烟和钙通道阻滞剂使用是否与膀胱癌有关？

实习内容：

1. 从上述叙述中提出该患者的病因学问题

问题 1：

问题 2：

2. 写出上述问题的 PICO，并构建可循证的临床问题（表 3-1）

表 3-1　可循证临床问题构建

PICO 要素	问题 1	问题 2
P		
I		
C		
O		

转化为循证医学问题 1：

转化为循证医学问题 2：

3. 问题 1 证据检索

（1）Summaries 类检索

1）选择检索数据库：

2）请提出检索时的检索词及检索策略：

3）循证数据库的检索结果：

（2）非 Summaries 类数据库检索

1）列出将要检索的中英文数据库：

2）列出将采用的检索方法：

3）列出检索条件：

4）检索结果汇总：

5）筛选文献：

请从检索到的文献中，选择一篇文献作为实例，填入表 3-2。

表 3-2 所查文献的基本情况

基本情况	可选项	所查文献情况
研究类型	系统评价、RCT、队列研究、病例对照研究，描述性研究、专家意见、基础研究	
证据等级	Grade 分级（高、中、低、极低）	
人群是否适合于您的患者	年龄、性别、种族	
是否提到了您的暴露因素	是/否	
是否涵盖了您的临床问题	是/否	

4. 问题 1 证据评价

（1）真实性评价（表 3-3）

表 3-3 病因证据真实性评价表

真实性评价的原则	评价结果
是否采用了论证强度高的研究设计方案	是（ ）不清楚（ ）否（ ）
试验组和对照组的暴露因素、结局测量方法是否一致	是（ ）不清楚（ ）否（ ）

真实性评价的原则	评价结果
随访时间是否足够长	是（ ） 不清楚（ ） 否（ ）
是否随访了所有研究对象	是（ ） 不清楚（ ） 否（ ）
是否说明了失访原因	是（ ） 不清楚（ ） 否（ ）
病因证据是否有因果效应的时间先后顺序	是（ ） 不清楚（ ） 否（ ）
病因和疾病之间是否有剂量－反应关系	是（ ） 不清楚（ ） 否（ ）
病因证据结果是否符合流行病学的规律	是（ ） 不清楚（ ） 否（ ）
病因致病的因果关系是否在不同的研究中反映出一致性	是（ ） 不清楚（ ） 否（ ）
病因致病效应发生的生物学依据是否充分	是（ ） 不清楚（ ） 否（ ）

（2）重要性评价（表3－4）

表3－4　病因证据重要性评价表

重要性评价的原则	评价结果
病因与疾病之间的因果相关强度是否描述	是（ ） 不清楚（ ） 否（ ）
因果相关强度的精确性有无及如何	是（ ） 不清楚（ ） 否（ ）

A：研究结果如果描述了病因与疾病之间的因果相关强度，使用的指标是什么，具体测量值是多少？

B：研究结果如果描述了因果相关强度的精确性，使用的指标是什么，具体测量值是多少？

（3）适用性评价

A：当前患者是否与文献报告的研究对象特征类似？

B：是否应终止接触危险因素或更改治疗措施？

5. 请给出问题1的最终临床决策。

6. 问题2证据检索

（1）Summaries类检索

1）选择检索数据库：

2）检索时所需的检索词及其检索策略：

3）循证数据库的检索结果：

（2）非 Summaries 类数据库检索

1）列出将要检索的中英文数据库：

2）列出将采用的检索方法；

3）列出检索条件：

4）检索结果汇总：

5）筛选文献：

请从自己检索到的文献中，选择一篇文献作为实例填入表 3－5。

表 3－5 所查文献的基本情况

基本情况	可选项	所查文献情况
研究类型	系统评价、RCT、队列研究、病例对照研究，病例分析、专家意见、基础研究	
证据等级	Grade 分级（高、中、低、极低）	
人群是否适合于您的患者	年龄、性别、种族	
是否提到了您的暴露因素	是/否	
是否涵盖了您的临床问题	是/否	

7. 问题 2 证据评价

（1）真实性评价（表 3－6）

表 3－6 病因证据真实性评价

真实性评价的原则	评价结果
是否采用了论证强度高的研究设计方案	是（ ） 不清楚（ ） 否（ ）
试验组和对照组的暴露因素、结局测量方法是否一致	是（ ） 不清楚（ ） 否（ ）
随访时间是否足够长	是（ ） 不清楚（ ） 否（ ）
是否随访了所有研究对象	是（ ） 不清楚（ ） 否（ ）
是否说明了失访原因	是（ ） 不清楚（ ） 否（ ）
病因证据是否有因果效应的时间先后顺序	是（ ） 不清楚（ ） 否（ ）
病因和疾病之间是否有剂量－反应关系	是（ ） 不清楚（ ） 否（ ）
病因证据结果是否符合流行病学的规律	是（ ） 不清楚（ ） 否（ ）
病因致病的因果关系是否在不同的研究中反映出一致性	是（ ） 不清楚（ ） 否（ ）
病因致病效应发生的生物学依据是否充分	是（ ） 不清楚（ ） 否（ ）

（2）重要性评价（表3-7）

表3-7　病因证据重要性评价表

重要性评价的原则	评价结果
病因与疾病之间的因果相关强度是否描述	是（ ）不清楚（ ）否（ ）
因果相关强度的精确性有无及如何	是（ ）不清楚（ ）否（ ）

A：研究结果如果描述了病因与疾病之间的因果相关强度，使用的指标是什么，具体测量值是多少？

B：研究结果如果描述了因果相关强度的精确性，使用的指标是什么，具体测量值是多少？

（3）适用性评价

A：当前患者是否与文献报告的研究对象特征类似？

B：是否应终止接触危险因素或更改治疗措施？

8. 请给出问题2的最终临床决策。

案例2　清开灵注射液是在安宫牛黄丸的基础上研制而成的一种纯中药复方制剂，主要成分有牛黄、水牛角、珍珠母、黄连、黄芩、栀子、金银花、板蓝根等，具有清热解毒、化痰通络、醒神开窍等功效，临床上用于治疗多种疾病，而且疗效显著。但是，随着临床应用的日益增多，发生药品不良反应（ADR）的报道也逐年增多，通过对贵州省不良反应监测中心数据库中2003~2008年清开灵注射液不良反应病例报告的分析，探讨清开灵注射液不良反应的发生规律，促进临床合理用药。（引自《医学研究杂志》.2009，38（4）：107-108，113）

实习内容：
1. 根据上述描述，指出本研究的研究目的。

2. 资料来源　从贵州省ADR监测中心数据库下载2003年1月~2008年12月全省上报的清开灵注射液不良反应病例报告857份。

3. 方法　对收集的所有清开灵注射液不良反应病例报告汇总，根据国家药品不良反应监测中心颁布的《药品不良反应报告和监测工作指南》，在关联性评价中被国家评价中心评价为"肯定"或"很可能"的才入选本次研究。

（1）本研究属于什么文献类型，在证据等级中处于第几级。

（2）药物不良反应中评价为"肯定"的依据是什么。

（3）药物不良反应中评价为"很可能"的依据是什么。

（4）药物不良反应因果关系判断的依据是什么。

4. 结果

（1）患者的一般情况 857 例患者中，男性 500 例（占 58.34%），女性 357 例（占 41.66%）；年龄最大的 85 岁，最小的半岁，年龄分布详见表 3 - 8，以 16 ~ 40 岁年龄组的不良反应发生率最高（35.47%）。

表 3 - 8 不良反应病例患者年龄分布

年龄（岁）	例数（n）	构成比（%）
0 ~ 16	265	30. 92
16 ~ 40	304	35. 47
40 ~ 60	242	28. 24
>60	46	5. 37
合计	857	100. 00

问题 1：年龄因素是否与药物不良反应的发生有关？

得到上述结论的依据是什么？

问题 2：根据表 3 - 8 能否得出"以 16 ~ 40 岁年龄组的不良反应发生率最高（35.47%）"这个结论？为什么？

（2）用药情况 溶媒：①溶媒分别为生理盐水、5% GS、10% GS、5% GNS 4 种；②合并用药：本次研究的 857 名患者中，单独使用的有 646 例（75.38%），合并使用的 211 例（24.62%），可见单独使用便可引起不良反应。合并使用的药物包括青霉素、林可霉素、头孢曲松钠、氨苄青霉素、病毒唑、维生素 C 等。

问题 1：合并用药是否与药物不良反应的发生有关？

得到上述结论的依据是什么？

问题 2：溶媒是否与药物不良反应的发生有关？

得到上述结论的依据是什么？

（3）不良反应出现的时间 出现不良反应最快者为首次用药后 2 分钟，最多的出现在

30 分钟内，有 652 例（占 76.08%），最迟的出现在用药后 2 小时（表 3 – 9）。

表 3 – 9　不良反应发生时间

发生时间（min）	例数（n）	构成比（%）
<30	652	76.08
30 ~ 60	121	14.12
>60	84	9.80
合计	857	100.00

问题：不良反应发生的时间是否与药物不良反应的发生有关？

得到上述结论的依据是什么？

（4）不良反应累及系统 – 器官及临床表现　清开灵注射液所致的不良反应以过敏反应和全身性损害为主，但表现形式多样（表 3 – 10）。

表 3 – 10　不良反应累及系统 – 器官及临床表现

累及系统 – 器官	临床表现	例数（n）	构成比（%）
皮肤及附件损害	皮疹、瘙痒、皮炎等	305	35.59
全身性损害	过敏性休克、呼吸困难、气促、胸闷、心悸、寒战、高热、发绀、发抖、抽搐等	417	48.66
消化系统损害	恶心、呕吐、腹痛	110	12.84
神经系统损害	头晕、失语症、震颤等	25	2.91
合计		857	100.00

根据药物不良反应对人体伤害程度进行分类，对表 3 – 10 的内容进行危害等级分类（表 3 – 11）。

表 3 – 11　药物不良反应对人体伤害程度进行分类

累及系统 – 器官	临床表现	危害等级分类
皮肤及附件损害	皮疹、瘙痒、皮炎等	
全身性损害	过敏性休克、呼吸困难、气促、胸闷、心悸、寒战、高热、发绀、发抖、抽搐等	
消化系统损害	恶心、呕吐、腹痛	
神经系统损害	头晕、失语症、震颤等	

5. 证据的临床应用

通过分析清开灵注射液在临床应用过程中出现的不良反应，请在以下几个方面评价其不良反应的相关临床问题。

（1）清开灵注射液不良反应是否与患者性别及年龄有关？在临床应用中如何避免？

（2）清开灵注射液不良反应是否与给药方案有关？

（3）清开灵注射液不良反应是否与给药途径有关？

（4）清开灵注射液不良反应的相关因素有哪些？

（5）在临床应用清开灵注射液时，如何才能有效地预防不良反应的发生？

（6）通过科学评价原始文献，你认为作者的结论是否恰当？

（平卫伟　赵英政）

实习四　诊断性证据的评价

循证诊断试验评价指标

【目的】

通过练习掌握诊断试验评价的方法，熟悉各项指标间的相互关系。

【时间】

2~4 学时。

【内容】

练习一：对血清铁蛋白诊断缺铁性贫血（IDA）的临床应用价值进行评价，得到如下结果（表4-1）。

表4-1　检测血清铁蛋白对缺铁性贫血的诊断结果

血清铁蛋白水平	缺铁性贫血患者	非缺铁性贫血患者	合计
阳性 <65mmol/l	730	270	1000
阴性 ≥65mmol/l	80	1500	1580
合计	810	1770	2580

问题：

1. 该诊断试验的真阳性、真阴性、假阳性和假阴性分别是多少？

2. 缺铁性贫血患者被试验查出来的比例有多少？这个指标是什么？

3. 非缺铁性贫血患者被试验排除的比例有多少？这个指标是什么？

4. 血清铁蛋白阳性者中，确实患缺铁性贫血的人所占比例有多大？这个指标是什么？

5. 血清铁蛋白阴性者中，确实未患缺铁性贫血的人所占比例有多大？这个指标是什么？

6. 全部受检者中，确实患缺铁性贫血的人所占比例有多大？这个指标是什么？

7. 如果用该诊断试验对某人口为 10 万的社区检查，预计其患病率为 10%，计算阳性预测值，并比较计算结果有何差异？说明什么问题？

练习二：某临床研究中心对 350 例怀疑有前列腺癌的就诊者，进行了前列腺特异性抗原诊断，对其中 50 例结果阳性，进一步做活体病理组织检查，其中 38 例确诊为前列腺癌，

12 例被排除。另 300 名结果阴性者也做了活体病理组织学检查，结果发现漏诊了 10 例患者。

请根据上述数据：

1. 列出四格表。

2. 该试验的灵敏度、特异度、正确指数和预测值是多少？

3. 该试验漏诊了多少例？误诊了多少例？试验的假阳性率和假阴性率分别是多少？

4. 该方法的筛检阳性率是多少？该人群的患病率是多少？

练习三：甲、乙两社区人口分别有 2 万人，有研究者利用血糖试验筛检糖尿病患者，他选择甲、乙两个具有不同糖尿病患病水平的社区，同时选取两个血糖试验阳性标准值（190mg/dl 和 150mg/dl）分别进行检测，所得结果见表 4-2。

表 4-2 甲乙两社区糖尿病检查标准

社区	患病率（%）	灵敏度（%）	特异度（%）
甲	1.5	44.3	99.8
甲	1.5	64.3	96.1
乙	3.0	64.3	96.1

请根据上述数据，回答：

1. 按上面 3 种情况，分别列出四格表，填入相应数字，并计算预测值。

2. 试总结各项指标间的相互关系。

练习四：对 2684 名 33～70 岁的妇女进行乳腺癌筛检，先单独采用触诊、红外线扫描或 X 线拍片中的任何一种方法检查，对阳性患者再经病理确诊。结果表明，三种方法中以单独采用 X 线拍片检查的阳性预测值最高，发现的病例数最多，效果最好，但费用高。后采用先行触诊，再与红外线扫描或 X 线拍片两种方法作不同的组合，结果分别见表 4-3 和表 4-4。

表 4-3 触诊检查和红外线检查的组合

试验结果		乳腺癌	
触诊检查	红外线检查	有	无
+	+	12	15
+	-	2	10
-	+	37	20
-	-	30	2558
合计		81	2603

表 4 - 4　触诊检查和 X 线检查的组合

试验结果		乳腺癌	
触诊检查	X 线检查	有	无
+	+	8	8
+	-	6	17
-	+	62	40
-	-	5	2538
合计		81	2603

1. 根据上表提供的数据，通过计算完成表 4 - 5。

表 4 - 5　不同方法检查乳腺癌时的相应指标（%）

	灵敏度	特异度	阳性预测值	阴性预测值
单用触诊检查				
单用红外线检查				
单用 X 线检查				
触诊 + 红外线的并联试验				
触诊 + 红外线的串联试验				
触诊 + X 线的并联试验				
触诊 + X 线的串联试验				

2. 请总结比较并联试验与串联试验的效应。

3. 用联合试验在妇女中检查乳腺癌时，你认为以上哪个组合方案最佳？为什么？

练习五：在"副胎盘的产前超声诊断及其临床意义"（《实用医学杂志》）一文中，作者对 2686 名孕妇产前超声检查，探查结果与分娩结果对照。结果表明分娩后证实副胎盘者 34 例，产前超声诊断副胎盘 21 例，准确率 100%（21/21），误诊率 0，漏诊率 38.2%（13/34）。

1. 文中存在的问题是什么？

2. 各项指标计算是否正确？

3. 绘制四格表，并计算其敏感度、特异度、误诊率、漏诊率、患病率和准确率。

练习六：论文"细胞外间质成分与肝炎关系的研究"（《中华内科杂志》1994 年第 33 卷第 2 期 109 页）。

该文作者以透明质酸（HA）、层粘蛋白（LN）联合检测法测定 20 例慢性活动性肝炎患者细胞外间质成分，以测定值均数加上 1 倍标准差作为诊断方法的阴性、阳性判断标准。请参考原文，回答下列问题：

1. 诊断试验的参考值如何确定？

2. 样本量是否满足均数加上 1 倍标准差的统计要求？

3. 测定值均数加上 1 倍标准差作为判断标准是否合适？为什么？

4. 以 20 例测定值确定诊断临界值最好用什么方法？

练习七：论文"血清 CA19－9 对胰腺癌诊断的临床评价"（《中国肿瘤临床与康复》1997 年第 4 卷第 2 期 1 页）。

资料与方法：CA19－9 是一种低聚糖类肿瘤相关的糖类抗原，作者对 1993 年 5 月至 1996 年 4 月期间该院收治的 247 例经手术、病理及临床诊断的胰腺癌等恶性肿瘤与良性疾病患者进行血清 CA19－9 测定。其中，男性 146 例，女性 101 例，年龄 37～89 岁，平均 52 岁。胰腺癌 40 倒，其他消化道恶性肿瘤 92 例，良性疾病 115 例。胰腺癌术前常规行 B 超、CT 或 PTG／ERCP 等检查。根据 Delvillano 报道，以 CA19－9 测定结果超过 37U／ml 为阳性。

结论：联合应用 CA19－9、B 超、CT 或 PTC／ERCP 检查，40 例胰腺癌诊断符合率达 100％，并可排除胆系恶性肿瘤。请参考原文，回答下列问题：

1. 作者对这一诊断试验的评价方法正确吗？为什么？

2. 真实性评价应该用什么指标合适？

3. 可靠性评价应该用什么指标合适？

4. 此文结论的临床价值如何？

循证诊断证据的评价

【目的】

通过实习掌握循证诊断证据评价的基本步骤及其方法，熟悉各项指标间的相互关系。

【时间】

2～4 学时。

【内容】

循证临床诊断的实践步骤见表 4－6。

表 4－6　循证临床诊断实践步骤

循证临床诊断实践步骤
1. 提出有关诊断试验具体临床问题
2. 根据临床问题选择最恰当的相关文献（证据）
3. 评价证据
（1）评价文献真实性
1）金标准选用是否得当，诊断试验是否与金标准进行了独立的盲法比较
2）是否每个受试者都采用了金标准进行诊断
3）研究人群是否包括临床上应用该试验的各种患者

续表

循证临床诊断实践步骤
4）诊断试验的方法描述是否详细，能否重复
（2）评价文献重要性
1）估计疾病的验前概率
2）说明和应用有关试验灵敏度和特异度的资料
3）应用似然比
（3）评价文献适用性
1）结果是否适用于并可提供给我自己的患者
2）诊断试验结果是否改变了对诊断概率的估计
3）诊断试验结果是否改变了对患者的处理
4. 应用证据
5. 后效评价

案例　一例血清甲胎蛋白（alpha fetal protein，AFP）升高（阳性）患者的疾病确诊过程。

患者，男性，37 岁，既往有慢性乙型肝炎病史近 10 年，化验：HBsAg（＋）、HBeAb（＋）、HBcAb（＋），一年前肝肾功能、甲胎蛋白（AFP）检查结果正常。本次例行检查中，AFP＞800μg/L，肝脏 B 型彩超检查未发现占位性改变。医师该如何诊断处理？

一、背景知识

（一）肝癌流行病学特征

乙型肝炎病毒感染是我国肝癌最重要的危险因素。上海市原发性肝癌的平均年发病率男性为 39.86/10 万，位居所有癌症的第 3 位；女性原发性肝癌的平均年发病率为 16.45/10 万，位居第 5 位。肝癌的发病率随年龄增长而增高，各年龄组中男性发病率均高于女性。对上海 18816 名肝癌高危人群（35 岁至 59 岁有慢性肝炎史或乙肝抗原抗体阳性者）进行六年的跟踪调查，结果发现：这些高危对象的肝癌发病率比全市总发病率高出 11 倍。

（二）血清甲胎蛋白

血清甲胎蛋白（AFP）是肝癌（HCC）相对特异的肿瘤标志物，AFP 持续升高是发生 HCC 的危险因素。

目前我国肝癌的定性诊断以检测血清甲胎蛋白为主，美国肝病研究学会（MSLD）和亚太肝脏研究学会（APASL）均不建议将 AFP 单独作为诊断指标，但联合应用其他诊断试验仍有助于肝癌的诊断。

甲胎蛋白阳性提示肝癌的可能性，但也可出现在肝硬化活动的患者，在其他肿瘤尤其生殖系统肿瘤中同样可能发生。阴性结果提示没有肝癌，但部分肝癌尤其是胆管细胞型肝癌，AFP 也可以不升高。表 4－7 分析了 AFP 结果与临床可能的情况。

表4-7　AFP 诊断肝癌的情况分析表

	金标准评价最终结果	
	肝癌	非肝癌
AFP（＋）	肝细胞肝癌	肝硬化、生殖系统肿瘤、其他肿瘤
AFP（－）	胆管细胞肝癌	非肝癌

二、案例分析

（一）患者临床特点

1. 慢性肝病病史：＿＿＿＿＿＿＿＿＿＿＿＿＿＿＿＿

2. 肝病体征：＿＿＿＿＿＿＿＿＿＿＿＿＿＿＿＿

3. 肿瘤标志物：＿＿＿＿＿＿＿＿＿＿＿＿＿＿

4. 影像学：＿＿＿＿＿＿＿＿＿＿＿＿＿＿＿＿

（二）患者疾病诊断

根据背景知识结合患者特点，医生凭临床经验建议患者做进一步检查（CT 检查或 MRI 检查）以明确诊断。

问题：患者需要进一步选择哪些检查？这些检查确诊或排除肝癌的概率多大？

带着这些问题，我们按照循证临床诊断实践步骤，在评价诊断试验证据的基础上，为患者提出真实性好、重要性高和适用性强的诊断试验，以确诊疾病，通过实习逐步掌握循证临床诊断实践基本过程。

三、临床循证诊断实践过程

（一）提出问题

1. 在循证实践过程中，首先需要将一般性问题转换为可以回答的临床实践问题。本案例中，医生建议患者进行影像学检查（CT 检查或 MRI 检查），可以提出："在患者甲胎蛋白检测阳性，彩色 B 超检查正常的基础上，选择增强 CT 检查或 MRI 检查是否有助于确定或排除患者肝癌的诊断，进行 CT 检查后是否还有必要增加另一种检查以有助于确定或排除患者肝癌的诊断？"

2. 请按 PICO 格式就案例中的问题分解，提出循证诊断问题。将具体问题填入表4-8。

表4-8　按 PICO 格式分解特定性问题

患者特征 P	研究措施 I	对照措施 C	结局 O	问题类型	设计类型
				诊断试验	诊断性研究

（二）检索证据

证据检索应首先检索有关＿＿＿＿＿＿＿＿＿，其次检索＿＿＿＿＿＿＿＿＿，再检索原始研究文献。

1. 指南证据检索

（1）确定检索词 根据本例临床问题，确定以下检索词，包括：HCC、guidelines、consensus statement，肝癌、指南、共识。

（2）选择数据库

MEDLINE（_____年____月_____年）

EMBASE（_____年____月_____年）

中国知网（_____年____月_____年）

（3）检索结果 共检索出最新英文相关指南____篇，中文____篇。

2. 系统综述证据检索

（1）确定检索词 HCC、AFP、CT、MRI、sensitivity、specificity，meta - analysis、systematic review、Diagnostic value，肝癌、甲胎蛋白、CT、MRI、系统评价、Meta 分析。

（2）选择数据库

Cochrane Library（_____年____月_____年）

MEDLINE（_____年____月_____年）

EMBASE（_____年____月_____年）

中国知网（_____年____月_____年）

（3）检索结果

AFP，共检索出最新英文相关文献____篇，中文____篇。

CT、MRI，共检索出最新英文相关文献____篇，中文____篇。

（三）评价证据

在获得有关指南、血清甲胎蛋白、增强 CT、核磁共振成像检查诊断肝癌的证据后，需要对各类文献的真实性、重要性和适用性进行评价。

这里仅对系统综述文献及其纳入原始研究文献进行评价。

1. 评价文献真实性

（1）AFP 系统综述文献证据真实性评价 采用 AMSTAR 测量工具对 AFP 系统综述文献的真实性进行评价（表4-9）。

表4-9 AMSTAR 测量工具评价结果

条目	评价结果（是、否、不能回答）
1. 系统综述是否事先做了周密地设计	
2. 是否两人以上完成文献筛选及数据提取	
3. 是否全面系统地进行了文献检索	

续表

条目	评价结果（是、否、不能回答）
4. 文献发表类型（如灰色文献）是否被用作纳入标准	
5. 是否提供了文献（纳入与排除）清单	
6. 是否提供并描述了纳入文献的基本特征	
7. 是否对纳入文献的质量进行了严格评价	
8. 文献质量评价结果是否被用于形成最终的结论	
9. 汇总分析的方法是否合适	
10. 是否评估了发表性偏倚的可能性	
11. 是否申明了潜在的利益冲突	

从 AMSTAR 测量工具评价结果看，有关 AFP 的系统综述文献真实性_____。

（2）对增强 CT 和 MRI 诊断试验的系统综述文献的纳入原始研究进行真实性评价

1）金标准选用是否得当，诊断试验是否与金标准进行了独立的盲法比较

研究原著中是否明确金标准（手术切除病理标准或者肝动脉血管造影）？

研究原著中患者是否在 CT、MRI 检查后完成上述金标准检查？

CT、MRI 读片在检查后是否由两位有经验的专家独立完成？

结果不一致时是否请第三位专家判定？

金标准选择是否使用合理？

诊断试验是否与金标准都进行了盲法比较？

不同的研究原著符合了其中全部或者部分标准，记录结果。

2）是否每个受试者都采用了金标准进行诊断

在 CT、MRI 诊断肝癌的研究原著中，患者是否都接受了金标准诊断？

3）研究人群是否包括临床上应用该试验的各种患者

在 CT、MRI 诊断肝癌的研究原著中，是否全部或者部分研究纳入了慢性肝炎、早期肝硬化、失代偿期肝硬化、早期肝癌、中晚期肝癌患者及其他易混淆的病例？

4）诊断试验的方法描述是否详细，能否重复

在 CT、MRI 诊断肝癌的研究原著中，是否对 CT、MRI 检查的方法进行了详细描述，包括所用机器型号、造影剂剂量与速度、扫描厚度、扫描次数等。

2. 评价文献结果的重要性

（1）AFP 系统综述文献证据重要性评价

1）研究中是否计算了 AFP 灵敏度和特异度？纳入的各研究结果是否一致？

2）评价结果报告：是否有足量的临床研究数据支持 AFP 对国人肝细胞癌（HCC）的检测作用？

3）该系统综述评价是否进行了 Meta 分析？结果是否能表明 AFP 的临床价值？

（2）增强 CT 和核磁共振成像诊断试验的系统综述文献证据重要性评价

1）针对目前患者估计继甲胎蛋白检测后进行增强 CT 检查诊断肝癌的概率。

A. 增强 CT 检查诊断肝癌的验前概率（即甲胎蛋白阳性诊断肝癌的验后概率）。通过文献获得与本例患者具有类似特征的人群肝癌的患病率为 1%；甲胎蛋白诊断肝癌时，其敏感度和特异度分别为 80% 和 90%。则甲胎蛋白的验后概率计算步骤为：

$$阳性似然比 = \frac{敏感度}{1-特异度}$$

验前比值

$$验前比值 = \frac{验前概率}{1-验前概率}$$

验后比值 = 验前比值 × 阳性似然比

$$验后概率 = \frac{验后比值}{1+验后比值} \times 100\%$$

B. 计算增强 CT 检查诊断肝癌的验后概率

甲胎蛋白阳性诊断肝癌的验后概率为_____，文献报导 CT 检查诊断肝癌敏感度和特异度分别为 90% 和 77%。则增强 CT 检查的验后概率计算步骤为：_____。

患者继甲胎蛋白阳性检查后，若进行增强 CT 检查，如果检查结果为阳性，诊断肝癌的概率为_____。

2）针对患者估计继甲胎蛋白检查后，若进行磁共振（MRI）检查诊断肝癌的概率。

系统综述文献示，磁共振（MRI）检查诊断肝癌敏感度和特异度分别为 86% 和 81%。则若继甲胎蛋白检查后，再进行磁共振（MRI）检查，其验后概率计算步骤为：_____。

患者继甲胎蛋白阳性检查后，若进行 MRI 检查，如果检查结果为阳性，诊断肝癌的概率为_____。

3）针对目前患者估计继甲胎蛋白、CT 检查后进行 MRI 检查诊断肝癌的验后概率。

计算步骤为：

验前概率、阳性似然比_____。

4）上述计算结果表明：

患者在只检查出甲胎蛋白阳性的情况下，其诊断肝癌的概率为_____。

若之后单独进行 CT 检查，其诊断概率为_____。

若之后单独进行 MRI 检查，其诊断概率为_____。

若依次进行甲胎蛋白、CT 和 MRI 检查，其诊断概率为_____。

3. 评价文献适用性

（1）AFP 系统综述文献证据适用性评价

1）文献中研究对象是否与本案例中患者情况相符合？

2）为便于病情随访观察，AFP 检测在本地区医院能否开展，患者是否易得？

3）AFP 是否适用于本案例中的患者？为什么？

（2）增强 CT 和核磁共振成像诊断试验的系统综述文献证据的适用性评价

1）诊断试验结果是否适用于并可提供给我自己的患者？

依患者病情评价是否适用 CT 和磁共振成像诊断试验？

2) 诊断试验结果是否改变了对诊断概率的估计？

A. 目前患者经甲胎蛋白检查后，诊断概率为_____。

B. 在甲胎蛋白检查基础上进一步进行 CT 检查，若结果为阳性，则诊断概率从_____升高到_____，继而进行 MRI 检查，若结果仍为阳性，则诊断概率从_____升高到_____。

（3）诊断试验结果是否改变了对目前患者的处理

1) 确定对早期肝癌开始治疗的行动点

一旦患者确诊为肝癌，处理措施首选手术切除治疗。根据相关文献，早期肝癌及时手术治疗 5 年死亡率为 10%，如手术治疗不及时死亡率为 50%，而采用手术治疗的不良反应导致的死亡率为 10%，则肝癌开始治疗的行动点计算步骤为：

$$行动点 = \frac{治疗风险}{治疗风险 + 治疗收益} \times 100\%$$

计算结果表明：当诊断概率大于_____时，可以决定采取治疗措施。获益大于风险。

2) 甲胎蛋白检测是否改变了对目前患者的处理

确定甲胎蛋白诊断肝癌的效率，计算甲胎蛋白检测的诊断阈值、治疗阈值。

由于甲胎蛋白检测本身风险很小，与治疗收益和治疗风险相比微不足道，故诊断试验风险取值为 0，使用简化计算公式，其计算步骤为：

$$诊断阈值 = \frac{1}{1 + 阳性似然比 \times \dfrac{治疗收益}{治疗风险}} \times 100\%$$

$$阳性似然比 = \frac{1 - 敏感度}{特异度}$$

$$治疗阈值 = \frac{1}{1 + 阳性似然比 \times \dfrac{治疗收益}{治疗风险}} \times 100\%$$

结果：目前患者经甲胎蛋白检测诊断概率_____，诊断阈值_____，行动点_____。

处理措施是否需要进一步诊断试验？为什么？

3) 在甲胎蛋白检测基础上拟进行的 CT 检查是否会改变对目前患者的处理

确定拟进行的 CT 检查诊断肝癌的效率，计算 CT 检查的诊断阈值、治疗阈值。

由于 CT 检查本身风险很小，与治疗收益和治疗风险相比微不足道，故诊断试验风险取值为 0，使用简化计算公式，其计算步骤为：

_____　　_____　　_____

结果表明：患者经甲胎蛋白检测后若继续进行 CT 检查，其诊断概率为_____。

此时的诊断概率有什么变化，是否可以开始治疗（采取手术）？是否有必要继续进行诊断试验？

4) 在甲胎蛋白检测基础上拟进行的 MRI 检查是否会改变对目前患者的处理

确定拟进行的磁共振（MRI）检查诊断肝癌的效率，计算磁共振（MRI）检查的诊断阈值、治疗阈值。

由于磁共振（MRI）检查本身风险很小，与治疗收益和治疗风险相比微不足道，故诊断试验风险取值为0，使用简化计算公式，其计算步骤为：

_____　　_____　　_____

结果表明：患者经甲胎蛋白检测后若继续进行磁共振（MRI）检查，其诊断概率为_____。

此时的诊断概率有什么变化，是否可以开始治疗（采取手术）？是否有必要继续进行诊断试验？

5）若在甲胎蛋白检测基础上依次进行CT检查、MRI检查是否会改变对目前患者的处理

计算结果：MRI检查的诊断阈值和治疗阈值分别为_____和_____%，依次进行甲胎蛋白检测、CT检查、MRI检查，若三项均为阳性，其诊断肝癌的概率为_____。

是否可以开始治疗（采取手术）？是否有必要继续进行诊断试验？

6）当诊断概率介于行动点与治疗阈值之间，是否有必要进行动脉血管造影检查？

当诊断概率介于行动点与治疗阈值之间，进一步诊断试验的取舍决定于拟采用的诊断试验是否有可能改变目前的处理措施。若无论结果如何都不会改变目前的处理措施则停止检查，采取治疗；反之，则需继续检查。

在很多情况下，肝动脉血管造影或者穿刺组织学检查都作为评价CT或者磁共振等检查的金标准。下面以依次进行甲胎蛋白检测、CT检查、MRI检查后再进行肝动脉血管造影检查为例，说明取舍过程。

文献报道肝动脉血管造影检查用于诊断肝癌时，其敏感度和特异度分别为98%和98%，进行该诊断试验发生死亡的风险为0.005%。则其验后概率、诊断阈值、治疗阈值的计算步骤为：

$$阳性似然比 = \frac{敏感度}{1-特异度}$$

验前比值

$$验前比值 = \frac{验前概率}{1-验前概率}$$

验后比值 ＝ 验前比值 × 阳性似然比

$$验后概率 = \frac{验后比值}{1+验后比值} \times 100\%$$

$$诊断阈值 = \frac{敏感度 \times 治疗风险 + 阳性似然比 \times 诊断风险}{敏感度 \times (治疗风险 + 治疗收益 \times 阳性似然比)} \times 100\%$$

结果表明：患者依次经甲胎蛋白检测、CT检查、核磁共振（MRI）检查、肝动脉血管造影检查后，其诊断概率为_____。

是否跨越了治疗阈值，是否还需要进行其他试验？

需要注意的是，安排诊断试验的顺序和取舍诊断项目应综合考虑患者病情、诊断费用、安全性、患者的接受程度等因素。

（四）应用证据

1. 指南诊断流程

肝癌诊断方法包括血清肿瘤标志物甲胎蛋白（α－fetoprotein，AFP）、影像学检查（包

括超声、CT、MRI 和 DSA 血管造影等）以及病理组织学检查（主要是肝组织活检）。

美国肝病学会（AASLD）肝细胞癌诊断流程在国际上应用较多。我国肝癌治疗专家依美国肝癌指南诊断流程，结合中国肝癌患者实际，由中华医学会组织专家提出中国肝细胞癌诊断流程（图 4-1）。

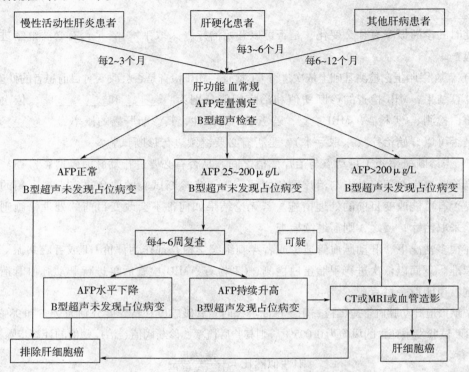

图 4-1 中国肝细胞癌诊断流程图

2. 指南证据应用

患者是否适用中国肝癌指南中的肝癌诊断流程？符合哪个流程？

下一步应进行_____或_____或_____。

动脉血管造影具有一定风险，需要征求患者及家属意见，为了提高诊断概率，结合证据评价，应首选_____检测，如果有必要，再做_____检查。

（五）后效评价

诊断明确的早期肝癌，首选手术切除治疗，检验诊断正确与否的方法是治疗效果或者手术切除标本的病理检查。

（郭崇政 季聪华）

实习五　治疗性证据的评价

【目的】

通过练习掌握治疗性证据的评价方法。

【时间】

2～4学时。

【内容】

评价治疗证据的基本原则（表5-1）。

表5-1　评价治疗证据的基本原则

真实性评价
一、研究开始时，研究组和对照组的受试者是否具有相同的预后
1. 受试者是否随机分配
2. 随机分配方案是否隐藏
3. 试验前组间基线情况是否一致
4. 是否根据随机分组的情况对所有受试者进行结果分析（是否采用意向治疗分析）
二、研究开始后，研究组和对照组的受试者是否具有相同的预后
1. 五类研究者（患者、医护人员、数据收集者、结果评判员和数据分析员）是否知道试验组和对照组的分组情况
2. 除干预措施外，所有受试者是否接受了相同的处理
3. 随访是否完全
重要性评价
1. 治疗措施的效果有多大
2. 治疗措施效应值的精确性如何
适用性评价
1. 你的患者是否与研究证据中的受试者差异较大，导致结果不能应用于你的患者
2. 是否考虑了所有病患的重要结果
3. 获得治疗措施效果的医疗条件如何
4. 治疗措施对患者的利与弊如何
5. 患者及亲属对欲用治疗措施的价值取向和意愿如何

案例一　糖尿病血压控制

陈某，男性，60岁，患2型糖尿病和高血压多年，用格列齐特后血糖控制，无任何并发症。血压控制服用"依那普利 10mg 每日一次",三个月后,血压水平在 145/85mmHg 左右。

原始问题 患者询问,我的血压控制在什么水平最好?

剖析问题 根据临床知识,我们可以知道,严格控制血压的好处在糖尿病患者和非糖尿病患者间、1 型糖尿病患者和 2 型糖尿病患者间、以及伴有和不伴有糖尿病并发症患者之间是有差异的,在确立对象时应该考虑这些特点。而我们感兴趣的措施是任何一种降压治疗把血压控制在不同的水平,如收缩压为 <125mmHg 或 <140mmHg,是否会造成不同的结局。感兴趣的结局包括脑卒中,心肌梗死,心血管死亡和总死亡率。

构建后的问题:一个可检索的问题应该限定相应疾病人群、处理措施和暴露以及该暴露的患者相关结局。举例如下(表 5 – 2)。

表 5 – 2　2 型糖尿病患者 PICO 问题构建

PICO	关键信息
患者（P）	合并高血压的 2 型糖尿病,无糖尿病并发症
干预措施（I）	任何降压措施致力于目标收缩压 140mmHg
对照（C）	任何降压措施致力于目标收缩压 120mmHg
结局（O）	脑卒中,心肌梗死,心血管死亡和总死亡率

该临床问题对应的证据类型为治疗性证据。针对该问题的设计方案应该是随机对照试验。

案例二　怀疑脑血管意外

赵某,女性,75 岁,因"摔倒致左眼眶包块伴疼痛 1 小时"来急诊。1 小时前不慎从床上摔倒,左侧头部着地,伴局部疼痛。无意识丧失,无头痛呕吐。查体:神清,左眼眶颞侧见一 3cm×5cm 大血肿,球结膜无水肿及出血,神经系统查体未见异常。既往有 13 年高血压病史,血压控制良好。吸烟史:14 包/年×30 年,血脂正常。急诊头颅 CT 未发现明显异常,仅轻度脑萎缩。

原始问题 作为一名急诊医生,是让患者回家还是留院观察?

剖析问题 从什么地方去查寻证据?原始问题仅提供了很少信息。怀疑该患者有颅内出血,我们由此入手分解问题。该患者与其他疑为颅内出血的患者不同:她年龄较大,有脑血管意外的危险因素,如高龄、高血压、吸烟史,颅内出血的临床表现不典型,无头痛、无神经系统定位体征,头颅 CT 未见到特殊异常。

如果我们考虑留院监护能预防什么样的不良事件?患者出现严重并发症后能否立即治疗?能实施脑外科血肿清除术以挽救生命时,那么留院监护就成为干预措施,需要查找治疗性证据。

构建后的问题:举例如下(表 5 – 3)。

表5-3　可疑颅内出血患者 PICO 问题构建

PICO	关键信息
患者（P）	老年人头部外伤，可疑颅内出血
干预措施（I）	留院监护
对照（C）	离院回家
结局（O）	颅内出血（颅内高压）、瘫痪、意识丧失或死亡（72小时）

该临床问题对应的证据类型为治疗性证据。针对该问题的设计方案应该是随机对照试验。

案例三　胃腺癌

李某，男性，50岁，以"解黑大便1个月"为主诉。有慢性胃炎病史20余年，胃镜检查发现胃窦部溃疡4cm×5cm。病理检查提示腺癌。腹部 B 超检查未见明显异常，患者无其他症状，体格检查轻度贫血貌，余无异常。

原始问题　什么检查才能判断该患者是可以手术还是不能手术？

剖析问题　该患者的关键信息是胃窦部腺癌，而 B 超未发现腹腔转移。根据临床知识，检查措施的重点应放在"患者是否有潜在腹膜病变"和"是否有潜在腹腔外转移"。我们要如何安排进一步的检查？我们检查的目的是为了治疗，而治疗的最终目的是希望延长患者的生命。对于早期不伴转移的肿瘤患者可以选择手术治疗，如果检查发现有腹腔转移，包块切除术可能不会使患者获益。此时通常应避免不必要的开腹手术，而让患者接受姑息治疗。明确可能的潜在腹膜病变的检查措施包括进行腹腔镜检查或实施腹部 CT 扫描。患者为胃窦部腺癌，暴露措施为 CT 扫描，结果为腹膜转移病变的存在与否。可以构建为干预问题（表5-4）。

表5-4　胃腺癌患者 PICO 干预问题构建

PICO	关键信息
患者（P）	新确诊的胃窦部腺癌，无转移的证据
干预措施（I）	腹腔镜检查
对照（C）	腹部 CT 扫描
结局（O）	不必要的开腹手术

也可以构建为诊断问题（表5-5）。

表5-5　胃腺癌患者 PICO 诊断问题构建

PICO	关键信息
患者（P）	新确诊的胃窦部腺癌，无转移的证据
干预措施（I）	腹部 CT 扫描
对照（C）	腹膜病理活检
结局（O）	有无腹膜肿瘤转移病变

案例四 2型糖尿病

李某，53岁，男性，公司经理，吸烟（20~40支/日），爱好饮酒，以啤酒为主。经常出差，工作应酬多，精神压力大，无运动习惯，最近两年体重增加10kg。其父亲、哥哥均在60岁前诊断为"2型糖尿病"，母亲50岁患高血压，65岁时死于脑卒中；父亲71岁时被诊断为"急性心肌梗死"。体格检查：体重92kg，腰围102cm，BMI 32kg/m²，BP 128/80mmHg，静息时HR 88次/分，有腹型肥胖，余未发现特殊异常。实验室检查显示：空腹血糖5.8mmol/L，血肌酐141mmol/L。患者体检后咨询内科医生关于自己的全身状况和如何进行疾病的预防。门诊医生了解该患者的全部信息后，认为该患者目前表现为空腹血糖不耐受而且有糖尿病和高血压的家族史，是罹患糖尿病的高危人群，建议饮食控制和体育锻炼以降低糖尿病发生的风险。但患者认为由于自己工作应酬太多，饮食控制可能难以依从，对医生建议的进行体育锻炼减轻体重，又提出没有时间不可能进行。医生向患者解释目前至少有两项研究均发现饮食控制和体育锻炼可以降低糖尿病发生的风险，而患者却提出，其父亲虽然长期坚持锻炼，还是在52岁时发生了糖尿病，因此，执意要求医生为自己采用药物来预防糖尿病的发生。

评价思路

首先明确初始临床问题是什么。对于这个中年男性，有高血压、糖尿病、脑梗死、心肌梗死的家族史，体重超重，IFG，是罹患糖尿病的高危人群，医生建议了详细的饮食控制方案，但患者认为工作太忙，饮食控制作用不大，对体育锻炼也加以抗拒，最后咨询医生能否用药物预防糖尿病的发生。按照PICO原则转换后临床问题为：具有罹患糖尿病的高危者，使用口服药物与饮食和运动比较，能否预防糖尿病的发生。口服药物包括奥利司他、血管紧张素转化酶抑制剂、他汀类、阿卡波糖、二甲双胍等。本病例的临床问题属于疾病治疗范畴，参照治疗性研究设计，选用回答相关临床问题的RCT研究。

根据案例问题检索治疗性证据，并依据表5-1的评价原则，对证据进行评价。

（熊　俊　平卫伟）

实习六　预后性证据的评价

【目的】

通过具体案例使学生熟悉预后的循证策略以及预后性证据的评价方法。

【时间】

2～4 学时。

【内容】

预后是对疾病未来发展趋势的判断和推测，是医生、患者及亲属十分关心的问题。要正确判断预后并根据患者需要提出可行的防治方案，要求医生除了解患者的病史、临床体征和病情以及其他的临床问题外，还需掌握应用疾病预后的证据进行循证判断，即检索相关预后研究文献，应用新的研究证据，确定最佳预后证据，对病人的预后进行科学的判断。这样才能使疾病预后的预测结果尽可能接近患者的真实结局。

最佳的预后研究设计是前瞻性队列研究，评价预后性证据需要从证据真实性、重要性、适用性三方面来进行评价。

案例 1　患者，男性，52 岁，无明显诱因出现黑便，并呕少量血 1 次，胃镜检查及病理活检结果显示：胃癌。行胃癌根治术，术后病理示：胃腺癌（中－低分化）侵及浆膜，肿物大小 7cm＊0.5cm，食道下段未见癌侵及；贲门小弯侧浆膜面查及淋巴结 7 枚均未见转移；大弯侧浆膜面查及淋巴结 3 枚均未见癌转移。术后肿瘤内科会诊后建议：胃中－低分化腺癌术后 IB 期，根据病情拟行 Xelox 方案（奥沙利铂 $180mg/m^2$，静脉注射 d_1；希罗达 $1.5g/m^2$，bid；早晚餐后半小时内口服，$d_1～d_{14}$；21 天为一周期）化疗六周期。患者及家属关心患者术后预后问题，手术后复发机会有多大？化疗对患者有多大帮助，患者生存期会有多长？

实习内容：

1. 根据该案例描述提出该患者的临床预后问题

2. 写出该问题的 PICO，并构建可循证的临床问题

P：

I：

C：

O：

3. 证据检索

（1）Summaries 类检索

1）选择检索数据库：

2）请提出检索时所需的检索词及其检索策略：

3）循证数据库检索结果：

（2）非 Summaries 类数据库检索

1）请列出你将要检索的中英文数据库：

2）你将采用的检索方法；

3）你的检索条件：

4）请将检索结果汇总：

5）筛选文献：

请从自己检索到的文献中选择一篇文献作为实例，填写表6-1。

表6-1　筛选文献基本情况

筛选内容	条件	本文情况
研究类型	队列研究＞病例对照＞描述性研究	
人群是否适合于您的患者	年龄、性别、种族	
是否提到了您的暴露因素	是/否	
结果是否涵盖了您的临床问题的结果	死亡率/复发率	

4. 证据评价

（1）真实性评价（表6-2）

表6-2　预后证据真实性评价表

真实性评价	
1. 代表性（检查文献的材料和方法部分：研究地点和单位，入选标准和排除标准，疾病分期）	
是否描述了研究对象	是（　）不清楚（　）否（　）
是否明确了研究对象的纳入和排除标准	是（　）不清楚（　）否（　）
是否说明了研究对象的来源	是（　）不清楚（　）否（　）
疾病分期、分型、合并症及其他混杂因素是否相似	是（　）不清楚（　）否（　）

续表

真实性评价	
2. 完整性（检查方法部分与结果部分：作者对随访方法的交代，失访率及失访的处理）	
随访时间是否足够长	是（ ）不清楚（ ）否（ ）
随访是否完整？是否说明失访原因	（ ）是：<5%，且说明了失访原因 （ ）5%~20%之间，说明了失访原因 （ ）否：>25%，或未说明失访原因
3. 客观性（检查文献的方法学部分：结果及结果的测量方法，结果评定的盲法原则）	
是否采用客观指标判断结局	是（ ）不清楚（ ）否（ ）
是否采用盲法判断结局	是（ ）不清楚（ ）否（ ）
总评价：	

（2）重要性评价

1）文中报告的预后结局是什么，发生率有多大，请总结：

2）文中预后估计的精确度有无描述，请总结：

（3）适用性评价

1）文中的研究结果与案例中的患者是否相似？

2）该文献报告的研究结果是否可以直接应用于案例情景的临床中？

5. 请给出最终临床决策

案例2 患者，女性，65岁，有高血压、2型糖尿病病史，晨起发现右侧肢体无力，不能持物，不能站立，与家属沟通时，发现言语不清而急诊。头颅MRI示左侧基底节区急性梗死。诊断为脑梗死、2型糖尿病、高血压病。经抗血小板聚集、改善循环、调血脂、控制血压、血糖等对症支持治疗，患者病情好转，言语表达清晰，右侧肢体力量较前好转。家属现关心患者的病情接下来会如何转归，再次脑梗的概率有多大，后续康复需多久，能够恢复到何种程度？

实习内容：

1. 根据该案例描述提出该患者的临床预后问题

2. 写出该问题的 PICO，并构建可循证的临床问题

P：

I：

C：

O:

3. 证据检索

（1）Summaries 类检索

1）选择检索数据库：

2）请提出检索时所需检索词及其检索策略：

3）循证数据库检索结果：

（2）非 Summaries 类数据库检索

1）请列出你将要检索的中英文数据库：

2）你将采用的检索方法；

3）你的检索条件：

4）请将检索结果汇总：

5）筛选文献：

请从自己检索到的文献中选择一篇文献作为实例，填写表 6－3。

表 6－3　筛选文献基本情况

筛选内容	条件	本文情况
研究类型	队列研究＞病例对照＞描述性研究	
人群是否适合于您的患者	年龄、性别、种族	
是否提到了您的暴露因素	是/否	
结果是否涵盖了您的临床问题的结果	死亡率/复发率	

4. 证据评价

1）真实性评价

表 6－4　预后证据真实性评价表

真实性评价	
1. 代表性（检查文献的材料和方法部分：研究地点和单位，入选标准和排除标准，疾病分期）	
是否描述了研究对象	是（　）不清楚（　）否（　）
是否明确了研究对象的纳入和排除标准	是（　）不清楚（　）否（　）
是否说明了研究对象的来源	是（　）不清楚（　）否（　）

真实性评价	
疾病分期、分型、合并症及其他混杂因素是否相似	是（ ）不清楚（ ）否（ ）
2. 完整性（检查方法部分与结果部分：作者对随访方法的交代，失访率及失访的处理）	
随访时间是否足够长	是（ ）不清楚（ ）否（ ）
随访是否完整？是否说明失访原因	（ ）是：<5%，且说明了失访原因 （ ）5%～20%之间，说明了失访原因 （ ）否：>25%，或未说明失访原因
3. 客观性（检查文献的方法学部分：结果及结果的测量方法，结果评定的盲法原则）	
是否采用客观指标判断结局	是（ ）不清楚（ ）否（ ）
是否采用盲法判断结局	是（ ）不清楚（ ）否（ ）
总评价：	

2）重要性评价

a：文中报告的预后结局是什么，发生率有多大，请总结：

b：文中预后估计的精确度有无描述，请总结：

3）适用性评价

a：文中的研究结果与案例中的患者是否相似？

b：该文献报告的研究结果是否可以直接应用于案例情景的临床中？

5. 请给出最终临床决策

（赵灵燕　赵英政）

实习七　Review Manager 软件介绍

Review Manager 最初是 Cochrane 协作网为 Cochrane 系统综述作者提供的软件，其中包含有 Cochrane 系统综述的标准格式，并能够实现常用的数据分析。如今软件不断升级，用户范围不断增加，也为非 Cochrane 系统综述的撰写，以及数据的分析和呈现提供了很大便利。下面简单介绍该软件的基本功能和使用方法。

一、Review Manager 软件的下载与安装

Review Manager 软件由 Cochrane 协作网提供（http：//tech. cochrane. org/revman），可直接打开此链接到软件下载界面。也可先登陆 Cochrane 协作网的官网（http：//www. cochrane. org/），在右上角的搜索框中输入"RevMan"搜索（图 7 - 1）。

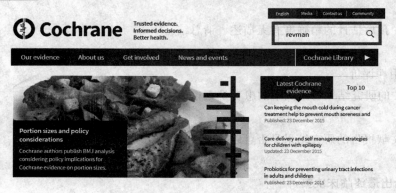

图 7 - 1　Cochrane 协作网主页

找到软件的下载页面（图 7 - 2）。

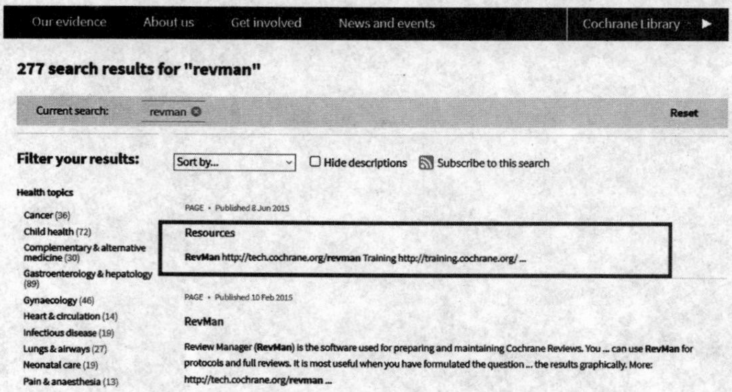

图 7 - 2　软件下载页面

点击第一行出现的页面链接，此页面为 Cochrane 协作网目前提供的所有信息、工具资源，其中倒数第二行即 RevMan 软件的下载页面链接（图 7 - 3）。

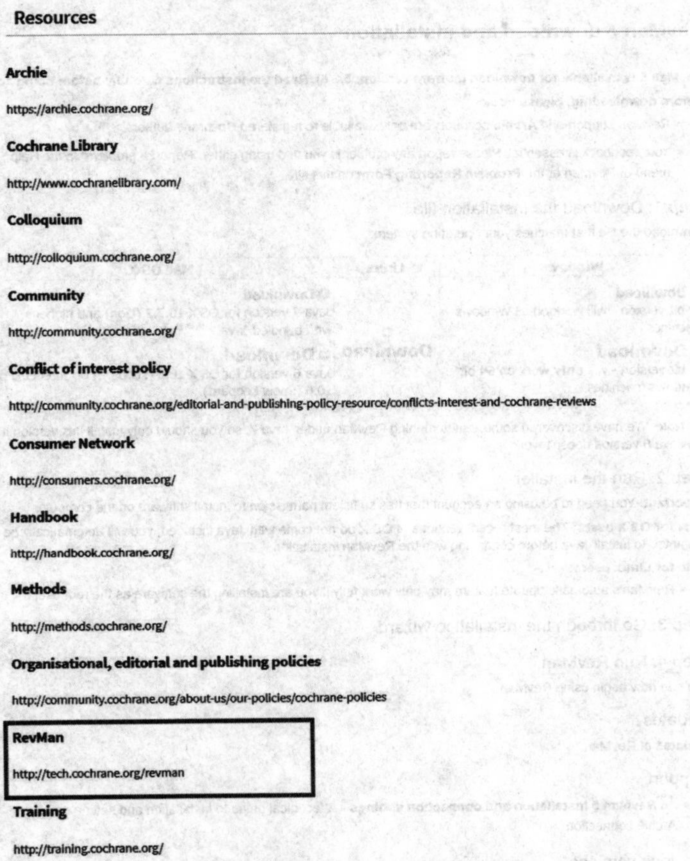

Resources

Archie

https://archie.cochrane.org/

Cochrane Library

http://www.cochranelibrary.com/

Colloquium

http://colloquium.cochrane.org/

Community

http://community.cochrane.org/

Conflict of interest policy

http://community.cochrane.org/editorial-and-publishing-policy-resource/conflicts-interest-and-cochrane-reviews

Consumer Network

http://consumers.cochrane.org/

Handbook

http://handbook.cochrane.org/

Methods

http://methods.cochrane.org/

Organisational, editorial and publishing policies

http://community.cochrane.org/about-us/our-policies/cochrane-policies

RevMan

http://tech.cochrane.org/revman

Training

http://training.cochrane.org/

图 7 - 3　软件下载链接

进入下载页面，可以看见 RevMan 软件的简要介绍，页面下方有软件的下载链接（图 7 - 4）。

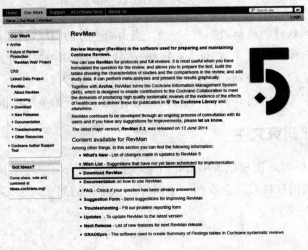

图 7 - 4　软件下载入口

点击进入后，可以找到 Windows、Linux 以及 Mac 不同操作系统软件的下载链接，请根据电脑的系统和要求，选择相应版本点击 "Download"，下载软件（图 7－5）。

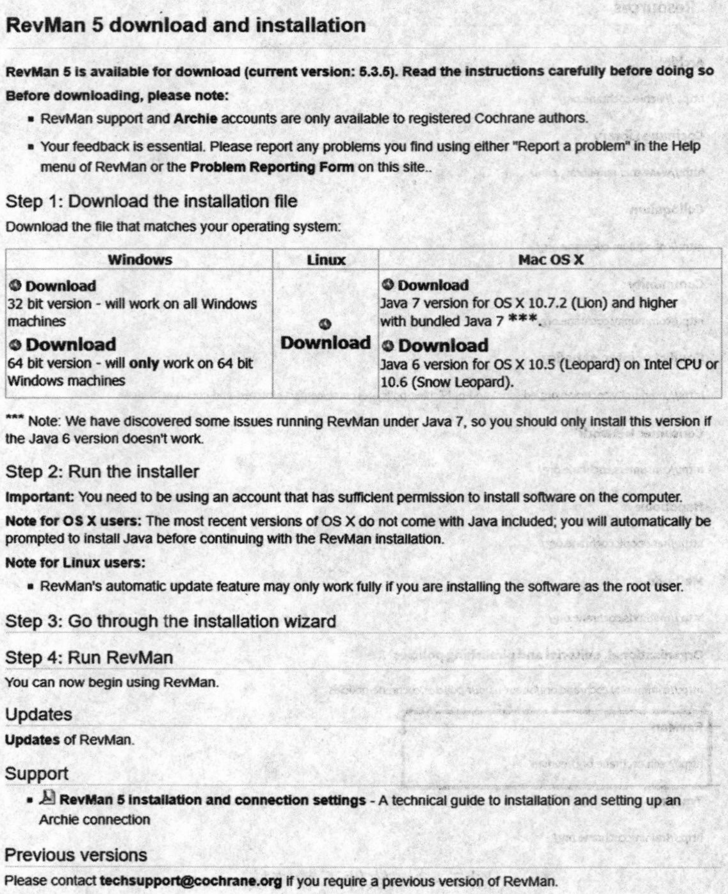

RevMan 5 download and installation

RevMan 5 is available for download (current version: 5.3.5). Read the instructions carefully before doing so
Before downloading, please note:

- RevMan support and **Archie** accounts are only available to registered Cochrane authors.
- Your feedback is essential. Please report any problems you find using either "Report a problem" in the Help menu of RevMan or the **Problem Reporting Form** on this site..

Step 1: Download the installation file
Download the file that matches your operating system:

Windows	Linux	Mac OS X
⊕ **Download** 32 bit version - will work on all Windows machines ⊕ **Download** 64 bit version - will **only** work on 64 bit Windows machines	⊕ **Download**	⊕ **Download** Java 7 version for OS X 10.7.2 (Lion) and higher with bundled Java 7 *******. ⊕ **Download** Java 6 version for OS X 10.5 (Leopard) on Intel CPU or 10.6 (Snow Leopard).

*** Note: We have discovered some issues running RevMan under Java 7, so you should only install this version if the Java 6 version doesn't work.

Step 2: Run the installer
Important: You need to be using an account that has sufficient permission to install software on the computer.
Note for OS X users: The most recent versions of OS X do not come with Java included; you will automatically be prompted to install Java before continuing with the RevMan installation.
Note for Linux users:

- RevMan's automatic update feature may only work fully if you are installing the software as the root user.

Step 3: Go through the installation wizard

Step 4: Run RevMan
You can now begin using RevMan.

Updates
Updates of RevMan.

Support

- 📄 **RevMan 5 installation and connection settings** - A technical guide to installation and setting up an Archie connection

Previous versions
Please contact **techsupport@cochrane.org** if you require a previous version of RevMan.

图 7－5　软件下载界面

教材编写时，该软件的最新版本为 5.3.5，点击版本号的超级链接，进入界面阅读有关信息。以下将基于 RevMan5.3.5 对 Review Manager 软件的使用做简要介绍。

软件下载到本地后，双击 exe 文件，按照提示进行安装即可。

完成安装后，桌面会出现 RevMan 软件的图标，同时在开始菜单栏也会出现相关选项。

二、新建一个研究文件

双击桌面上的 RevMan 图标或者单击开始菜单中的软件选项，打开 RevMan 软件。

首次打开新安装的软件时，会看到一个向导对话框，询问是进入 Cochrane 模式还是非 Cochrane 模式（图 7－6）。

Usage mode　　　　　　　　　　　　　　　　　　✕

RevMan has been designed for writing Cochrane reviews, but can also be used for other purposes (in which case you may have to purchase a <u>license</u>). You can avoid seeing the features that are only relevant for Cochrane authors by running RevMan in Non-Cochrane mode. How do you wish to use RevMan?

Standard mode　　　　**Non-Cochrane mode**

Note: You can always change this setting under Preferences.

图 7-6　新建 RevMan 文件模式选择对话框

　　如果选择非 Cochrane 模式，则操作界面中不会出现仅与 Cochrane 系统综述相关的内容，比如修改后是否上传 Cochrane 服务器的提醒。

　　在实际使用中，选用哪种模式对基本操作影响不大，并且可在操作过程中随时更改，以下按标准模式（Cochrane 模式）介绍软件的使用。

　　打开软件后，会看到以下向导对话框（图 7-7），询问要进行何种操作：连接网络操作自己的 Cochrane 系统综述；打开本地的系统综述文件；查看使用说明；查看帮助；阅读用户手册。可以根据自己的需要选择进行。

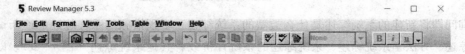

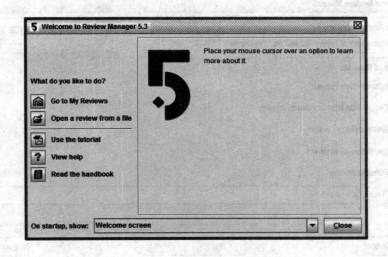

图 7-7　操作选择对话框

也可以直接关闭这个向导对话框，而后在 RevMan 软件的操作界面中操作。

点击左上角的 📂 图标，可以打开一个本地文件，点击 🗋 图标，可以新建一个 RevMan 文件，即新建一个系统综述文件。

点击新建文件图标后，出现新建文件向导对话框，如果不对新建文件做任何的定义和限制，可直接点击"Finish"，如果需要定义，则点击"Next"（图 7 - 8）。

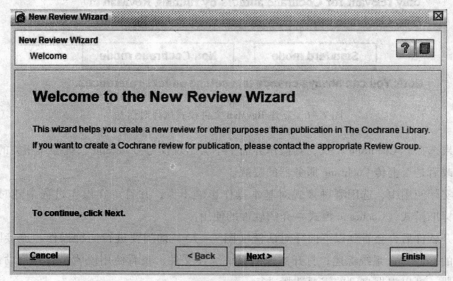

图 7 - 8　新建系统综述向导对话框

询问即将新建的系统综述是什么类型的系统综述：干预措施的系统综述、诊断试验的系统综述、方法学系统综述、系统综述的系统评价或者其他系统综述（图 7 - 9）。以最常见、常用的系统综述——干预措施的系统综述为例介绍。

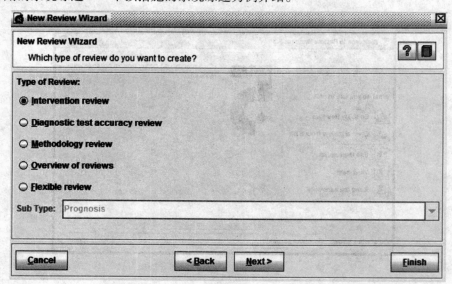

图 7 - 9　系统综述类型选择对话框

点选第一个选项 Intervention review，点击"Next"，出现系统综述标题设定向导对话框（图 7-10）。

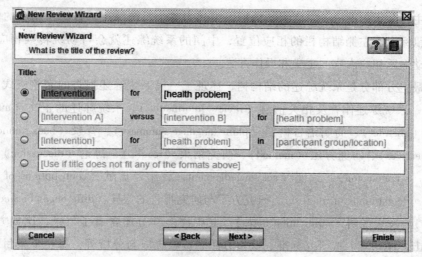

图 7-10 系统综述标题设定向导对话框

第一种格式直接体现干预措施与疾病，第二种格式比较两种干预措施对某种疾病的治疗，第三种格式是在某人群采用某种干预措施治疗某种疾病，第四种是开放性的，可以由研究者自行定义。选择一种格式，然后在相应的文本框中键入相应的内容，点击"Next"，完成系统综述的命名，同时这个命名也是该 RevMan 文件的文件名。此处以绿茶预防肿瘤为例命名（图 7-11）。

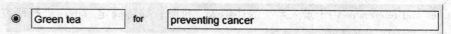

图 7-11 绿茶预防肿瘤的系统综述标题

点击"Next"，询问是要写一个系统综述的研究方案还是一个全文的系统综述。其中研究方案是针对 Cochrane 系统综述而言的，每一项 Cochrane 系统综述在发表全文前，都要经过同行评议，需要先发表系统综述的研究方案。如要使用 RevMan 软件中的数据分析功能，则必须选择全文模式，在此选择 Fullreview，点击"Finish"完成向导对话框（图 7-12）。

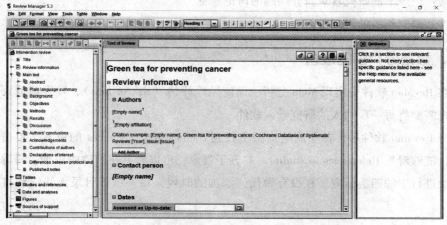

图 7-12 系统综述全文模式的框架结构

三、软件界面介绍

界面主要分为三部分，左侧为结构栏，中间为整个系统综述，右侧为相应的使用向导对话框。鼠标点击左侧结构栏的相应位置，中间的系统综述就会自动跳转到相应的位置，而右侧自动显示相应内容的定义和操作方法。

左侧最上方部分是系统综述的结构树，体现了一篇系统综述报告的完整格式，包括标题（title）、系统综述作者及相关信息（review information）、系统综述的正文（main text），包括摘要（abstract）、简明语言概要（plain language summary）、背景（background）、研究目的（objectives）、研究方法（method）、研究结果（results）、讨论（discussion）、作者结论（author's conclusion）、致谢（acknowledgements）、作者贡献（contributions of authors）、利益声明（declarations of interest）、研究方案与研究报告的差异（differences between protocol and review）、发表说明（publication notes）。其中许多部分还含有子目录，比如方法部分，进一步点击，还列有入选研究标准、检索方法、资料提取与分析等，每一个条目还能进一步点出下一级目录。RevMan 提供了非常完善和规范的系统综述报告格式，可以作为系统综述设计与撰写的参考。

左侧接下来是各种表格（tables），包括研究特征表，可供录入（纳入的、排除的、等待确认的、正在进行的）研究信息；研究结果概括表（summary of findings tables），可从 GRADE profiler 中导入，或在 RevMan 中新建；以及其他表格。

Studies and references 用于录入系统综述纳入、排除、等待确定、正在进行研究及其他参考文献。

Data and analyses 包含所有的数据与相关分析信息，如 Meta 分析数据、森林图、偏倚风险评估图等，当在相应位置正确录入了相关的研究信息，此处会自动生成图和表。

图片部分可以插入和添加系统综述所需的图。

资助来源：记录和报告研究受资助的情况。

反馈：记录不同研究者对研究问题的讨论意见。

附件：研究相关的附件资料。

四、数据分析前的准备

要在 RevMan 软件中实现 Meta 分析、偏倚风险评估（risk of bias）、发表偏倚评估等功能，首先需要将每一项纳入的研究录入软件。

打开 RevMan 软件后，在左侧结构图中找到 Studies and references 的位置，单击后打开子目录，能够看见 References to studies。打开子目录，可以看见在软件中添加、排除、等待分类以及进行中的四类研究。在没有做任何添加的时候，每一级子目录无法继续打开（图 7-13）。

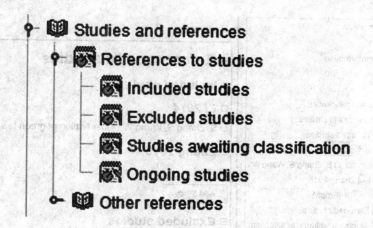

图 7 – 13　未添加参考文献的研究列表界面

　　如果要添加纳入系统综述的临床研究，则在"Included studies"处单击鼠标右键，选择"add study"，弹出向导对话框，添加研究的 study ID，该 ID 相当于一项研究的标志，常用作者的名称与发表年代表示。点击"Next"，可定义文献的发表状态、发表年份等信息，如果不作添加，可直接点击"Finish"（图 7 – 14）。添加了研究 ID 后，软件会询问是否添加相应研究的参考文献，在添加后 RevMan 软件可以在书写正文时方便插入参考文献。

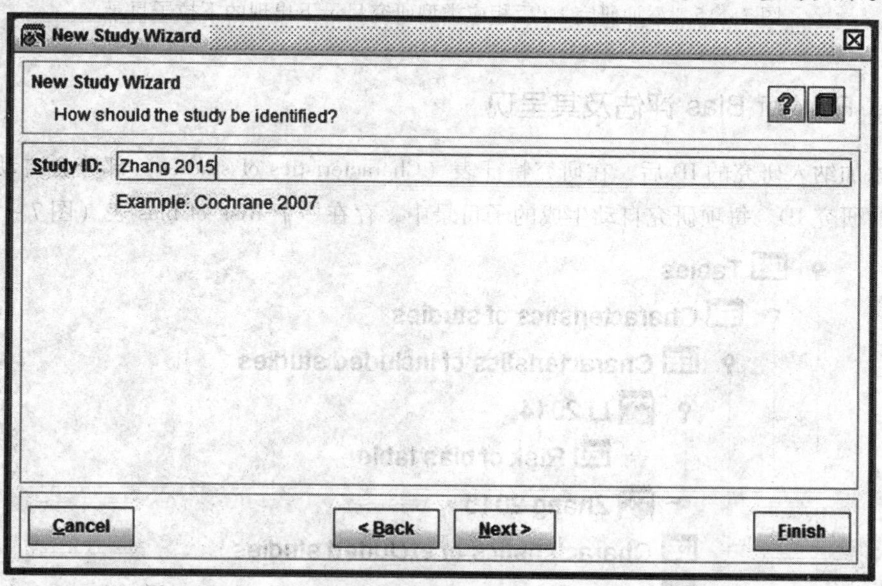

New Study Wizard

New Study Wizard
　　How should the study be identified?

Study ID:　Zhang 2015

　　Example: Cochrane 2007

Cancel		< Back	Next >		Finish

图 7 – 14　填写研究的 study ID

　　对于 Cochrane 系统综述来说，应该按照要求将四类研究逐一录入 RevMan，对原始资料进行管理。对于非 Cochrane 系统综述，至少应将纳入系统综述的临床研究录入，以便实现软件的其他功能。

　　添加研究 ID 后，相应类型研究目录下会出现下拉子目录，如果填写了研究参考文献，则目录树下方以及正文部分可以显示参考文献内容（图 7 – 15）。

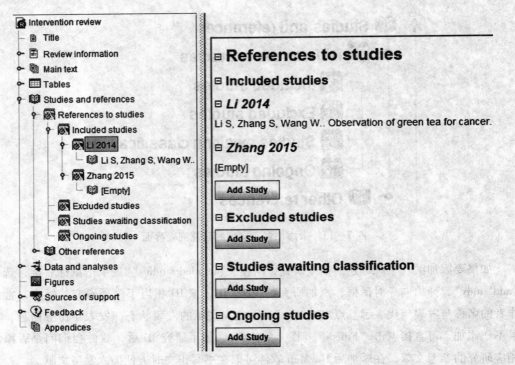

图 7-15 添加研究 ID 后相应类型研究目录下出现的下拉子目录

五、Risk of Bias 评估及其呈现

在添加纳入研究的 ID 后，在研究特征表（Characteristics of studies）部分会自动显示已经添加的研究 ID。每项研究自动生成的子目录中，存在一个 Risk of bias 表（图 7-16）。

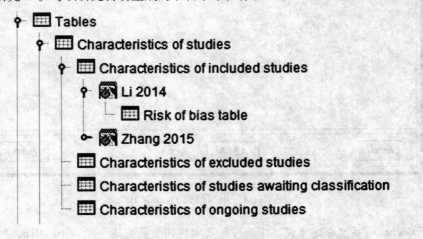

图 7-16 在研究特征表中自动生成所添加研究的 Risk of bias 表

鼠标单击该表，软件的中间区域就跳转至该研究的 Risk of bias 表（图 7-17）。

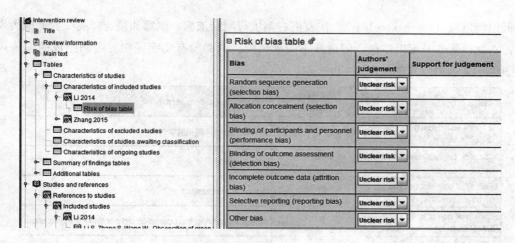

图 7 - 17　Risk of bias 表

RevMan 软件在默认情况下显示图 7 - 17 的七个偏倚风险评估条目，可以通过点击表头右侧的两个小齿轮图表设置（图 7 - 18）。

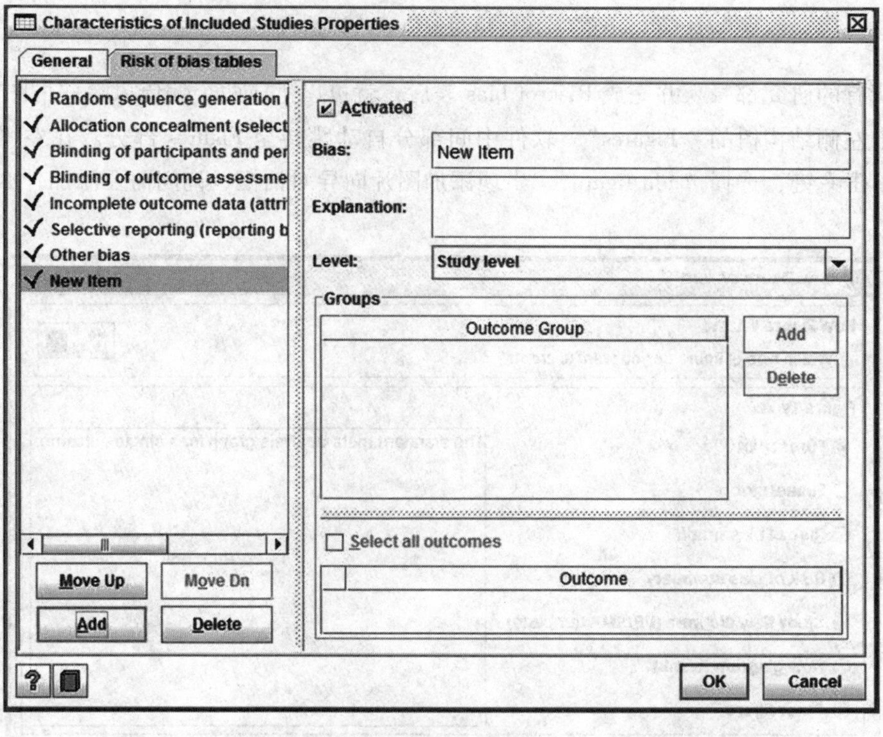

图 7 - 18　偏倚风险评估条目的设置

在此对话框中，可以对七个条目进行增减，也可以添加新的条目，并定义所加条目的评价是在研究水平（study level）还是结局水平（outcome level）。

确认评价条目后，需要填写各研究偏倚表中的每一条目内容。在软件中偏倚风险评估分三个等级，分别是高偏倚风险（high risk of bias）、不明确偏倚风险（unclear risk of bias）

与低偏倚风险（low risk of bias）。在表格右侧填写判断依据。注意如果选择高或者低偏倚风险，右侧说明部分可以空白，但选择不明确风险，则必须有文字说明，否则生成的偏倚风险图将不显示相应颜色（图7－19）。

Bias	Authors' judgement	Support for judgement
Random sequence generation (selection bias)	Low risk ▼	random table （随机数字表）
Allocation concealment (selection bias)	Unclear risk ▼	not reported
Blinding of participants and personnel (performance bias)	High risk ▼	tablet vs. tea drinking
Blinding of outcome assessment (detection bias)	Low risk ▼	nurses measuring the ourcomes did not know the allocation
Incomplete outcome data (attrition bias)	Low risk ▼	all the participants completed the trial
Selective reporting (reporting bias)	Low risk ▼	all important outcomes were reported
Other bias	Unclear risk ▼	no funding information thus conflict of interest unknown

图7－19　填写偏倚风险评估表

在所有的研究都录入并完成 Risk of bias 表后，就可以生成两个偏倚风险评估图。

点击左侧结构树的"Figures"，软件中间部分自动跳转至 Figures 部分。在左侧结构目录中，单击右键，选择"add figure"，出现添加图片向导对话框，询问需要添加什么图（图7－20）。

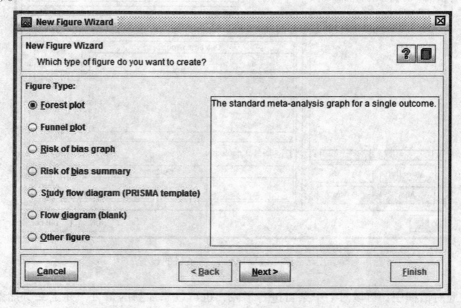

图7－20　添加图片向导对话框

选择"Risk of bias graph"或"Risk of bias summary"，选择生成偏倚风险评估图或者偏

倚风险评估概括表，点击"Next"可以编辑图的标题，也可直接点击"Finish"，软件自动生成图，显示于软件中部正文的相应位置。中间正文部分相应位置也有"add figure"按钮，点击可以实现同样的功能（图7-21）。

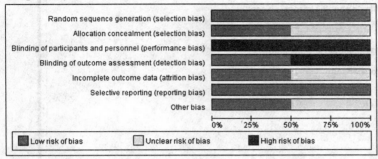

□ Figure 1

Caption

Risk of bias graph: review authors' judgements about each risk of bias item presented as percentages across all included studies.

□ Figure 2

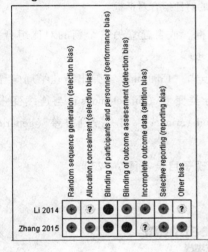

图7-21　偏倚风险评估图

由图7-21可以看出，软件用绿色加号 表示低偏倚风险，红色减号 表示高偏倚风险，而黄色问号 表示不明确偏倚风险。

六、原始研究结果的录入

在录入纳入研究ID后，即可录入相应的研究结果。右键单击"Data and analysis"，选择"add comparison"，弹出添加对照向导对话框，一般用一对干预措施与对照命名。如：green tea vs notreatment。目前RevMan只能实现两种干预措施之间的对比，遇到3组或以上干预措施的对比，需要拆分进行。

输入对比名称后，单击Next，显示如下向导对话框（图7-22）。

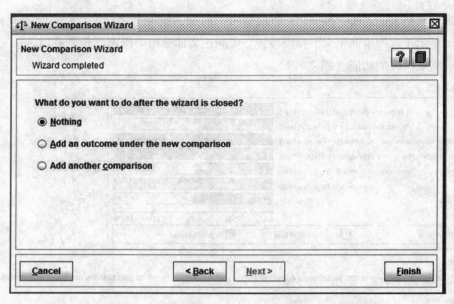

图7-22 添加结局指标还是添加一新的对比组合对话框

询问是完成操作，还是在该对比组合下添加结局指标，或者建立另一个新的对比组合。在对比组合下添加结局指标，是进行数据分析的第二级步骤。

选择"Add an outcome under the new comparison"，点击"Continue"，弹出新建结局向导对话框，询问新建的结局指标属于哪种变量，常见二分类变量（dichotomous）与连续变量（continuous），对于特殊资料，采用期望方差（O-E and variance）与一般倒方差（generic inverse variance）处理。

1. 选择二分类变量，点击"Finish"后，结构树出现子目录（图7-23）

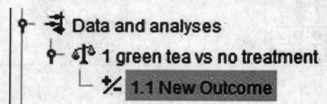

图7-23 在一对比组合下添加的二分类结局指标

由图7-23可见一个对比组合已经建立，其下含有一个新建的二分类结局，图标为一个加号一个减号。如果再次单击结局指标，可以进行结局指标的重命名。假设该结局为癌症的发病率（图7-24）。

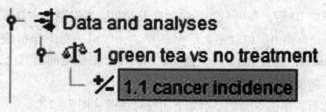

图7-24 结局指标的重命名

此时软件中部被分为两部分，左侧为表格，用以录入数据，右侧为图像区域，当数据录入后，图中将自动生成数据相应的图标（图7－25）。

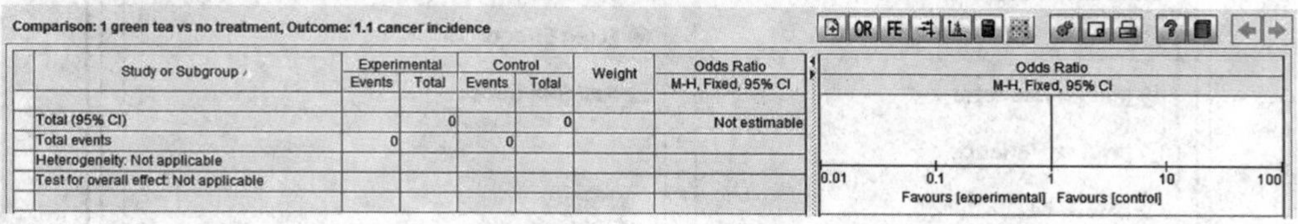

图7－25 原始研究结果录入

在表格中分别输入实验组（Experimental）与对照组（control）的事件发生数（events）以及总样本数（total），计算的统计量为比值比（odds ratio，OR），选用固定效应模型（fixed）以及95%可信区间（95% CI）。这些可以在软件中通过设置更改。点击右侧图像区上方的小齿轮图标，弹出结局属性对话框（图7－26）。

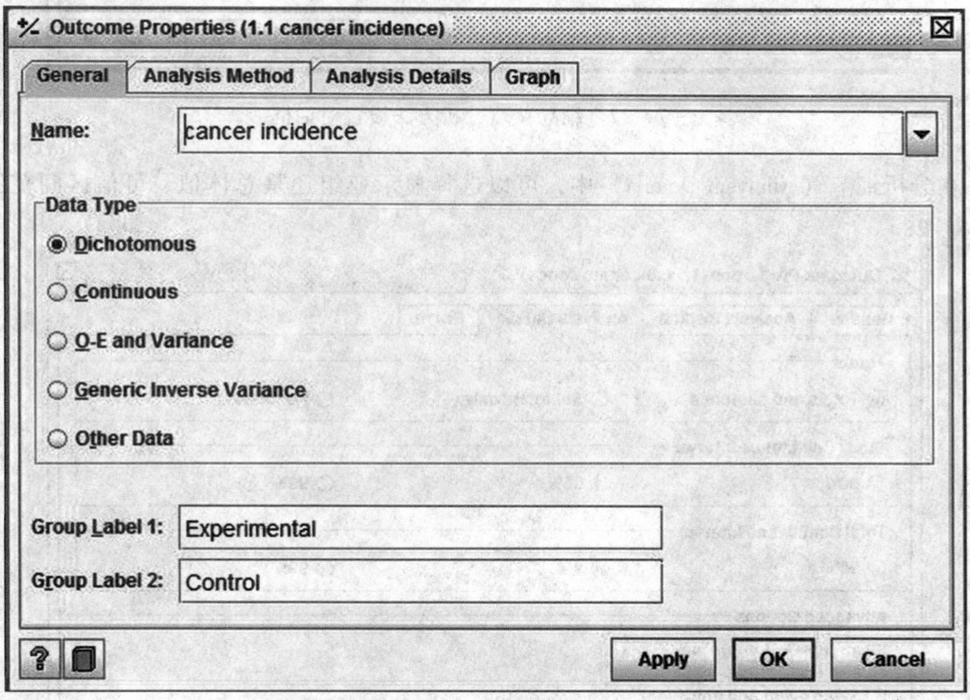

图7－26 结局指标数据类型选择对话框

在一般属性（General）中，可以更改结局的名称、指标的类型、两组的标签。比如我们可以将"Experimental"改为"Green tea"，将"Control"改为"No treatment"。

在分析方法（Analysis Method）中，可以选择统计分析的方法、分析的模型以及效应指标（图7－27）。

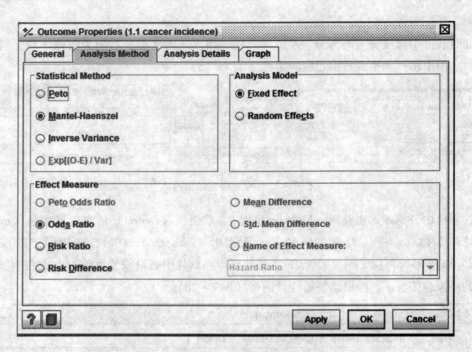

图 7 - 27　结局变量分析方法设置对话框

在分析细节（Analysis Details）中，可以选择显示亚组还是总体值、可信区间范围等（图 7 - 28）。

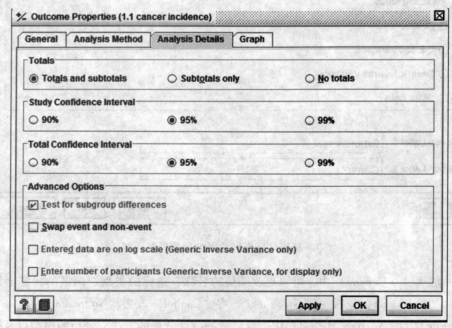

图 7 - 28　结局分析细节设置对话框

在图表设置（Graph）中可以编辑生成的 Meta 分析图的左右侧标签、效应量单位、比例以及排序依据（图 7 - 29）。

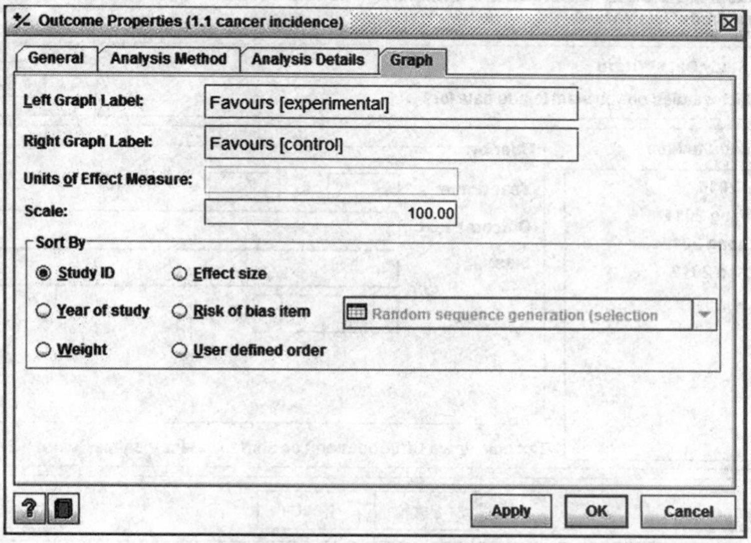

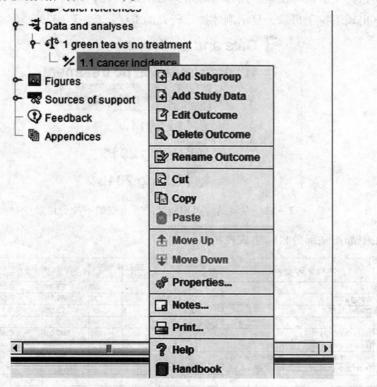

图 7 - 29 结局图表设置对话框

在软件中录入数据：右键单击已经建立好的结局指标，在列表中选择 "add study data"，添加纳入研究的数据（图 7 - 30）。

图 7 - 30 研究结局指标数据的录入

弹出新建研究数据向导对话框（图7-31）。

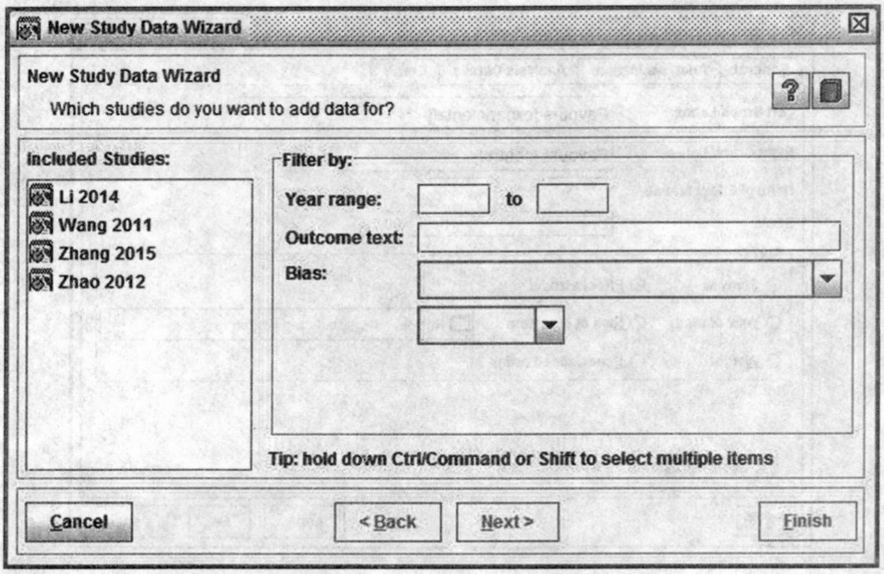

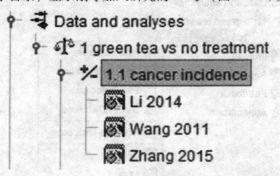

図7-31　新建研究数据向导对话框

可以看到所有预先输入过的研究 ID，如果研究太多难以寻找，可以在向导中针对发表年份、结局指标关键词等搜索。选择与此结局有关的研究，点击"Finish"。在左侧结构树相应结局下出现下拉子目录，显示刚才加入研究的 ID 号（图7-32）。

7-32　左侧结构树相应结局下出现的下拉子目录

同时在中部正文部分自动生成表格（图7-33）。

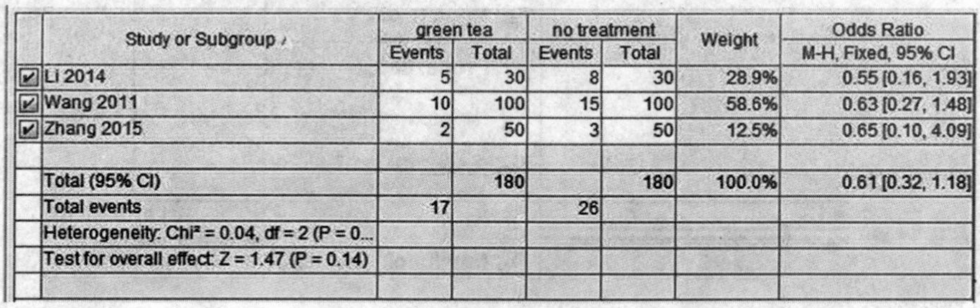

| Study or Subgroup | green tea | | no treatment | | Weight | Odds Ratio |
	Events	Total	Events	Total		M-H, Fixed, 95% CI
Li 2014	5	30	8	30	28.9%	0.55 [0.16, 1.93]
Wang 2011	10	100	15	100	58.6%	0.63 [0.27, 1.48]
Zhang 2015	2	50	3	50	12.5%	0.65 [0.10, 4.09]
Total (95% CI)		180		180	100.0%	0.61 [0.32, 1.18]
Total events	17		26			
Heterogeneity: Chi² = 0.04, df = 2 (P = 0...						
Test for overall effect: Z = 1.47 (P = 0.14)						

图7-33　中部正文部分自动生成的表格

　　白底的数字部分是可编辑部分，对于二分类变量的结局来说，需要输入每项研究实验组和对照组的事件发生数以及总人数。输入数字后，右侧森林图自动生成数据图标（图7－34）。

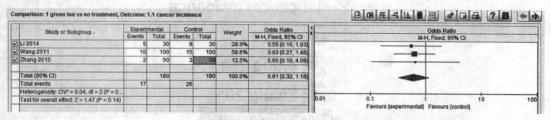

图7－34　根据数据自动生成的森林图

2. 选择连续变量

　　首先新建一个连续变量的结局指标，与之前介绍的建立二分类变量结局相似，在相应对比（comparison）下点击"add outcome"，弹出向导对话框，选择"continuous"类结局（图7－35）。

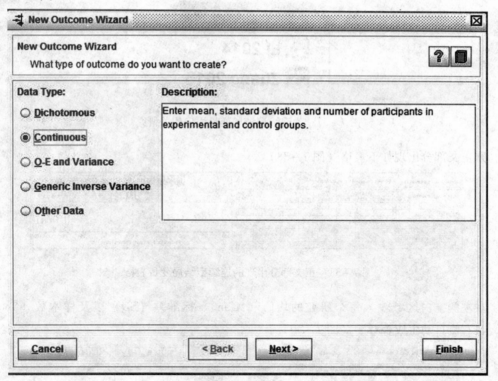

图7－35　建立连续型结局变量指标的向导对话框

编辑结局名称与每组名称后，完成新建（图7－36）。

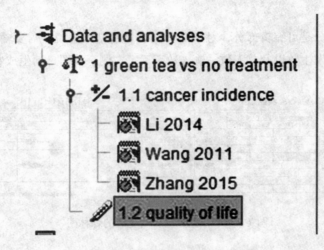

图 7 - 36　添加的连续型结局变量

左侧的标尺符号表示该结局为连续变量结局。用同样的方法可在该结局下添加相关的研究（图 7 - 37）。

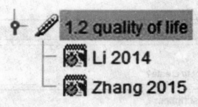

图 7 - 37　为连续型结局变量添加相关研究

则正文部分出现如下表格（图 7 - 38）。

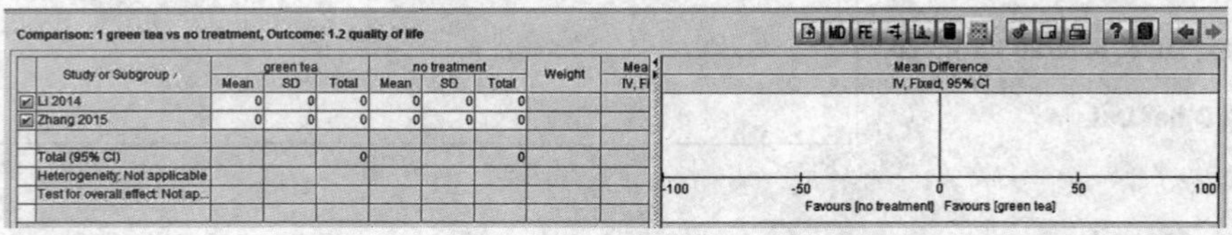

图 7 - 38　正文部分出现的连续型结局变量表格

在左侧空白区域输入每个研究的均值（Mean）、标准差（SD）以及样本数（Total）后，在右侧自动生成森林图（图 7 - 39）。

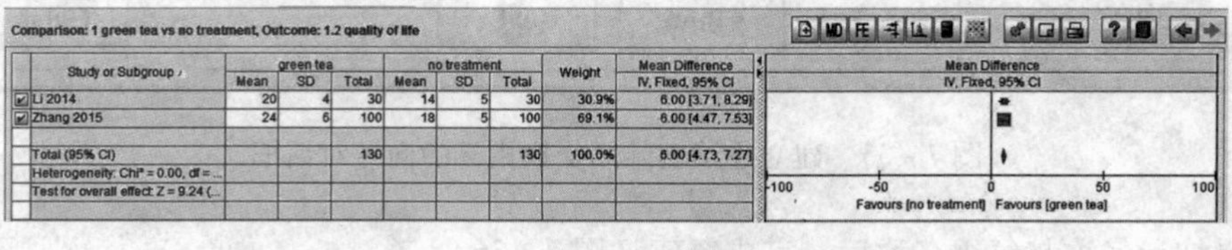

图 7 - 39　根据数据自动生成的森林图

七、Meta 分析与亚组分析

RevMan 软件对 Meta 分析的默认设置如下：

（1）固定效应模型（fixed model）；

（2）95% 可信区间（95% CI）；

（3）二分类变量采用效应量 OR 值，连续变量采用均值±标准差；

（4）效应量在森林图数轴左侧为对照措施优于干预措施，右侧为干预措施优于对照措施；

（5）二分类变量结局的事件为负性事件，如死亡、发病等，如果所分析的结局是良性事件，则需要对森林图数轴标签进行调整。

如果实际情况与软件任何一方面的默认值不符，则需要进行设置。一种方法是在新建结局指标时按照向导进行设置，也可以在完成结局新建后进行更改。

点击要编辑的结局指标表格区上方的小齿轮图标，弹出属性向导对话框，按照上一节介绍的方法，在向导中对结局数据的类型、每组标签、统计分析方法、统计分析细节以及图表选项进行更改，单击向导中的"Apply"实现更改。

如果同组对比的同一结局指标下要进行亚组分析，可在结局水平新建亚组，而非直接添加研究数据，亚组新建之后，在下一级子目录添加研究数据（连续变量或二分类变量操作相同）。

右键单击结局指标，在弹出的下拉列表中选择"Add Subgroup"，在该结局指标下新建亚组（图 7 – 40）。

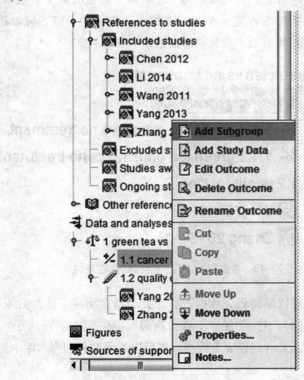

图 7 – 40　在结局指标下添加亚组

此时弹出新建亚组向导对话框，首先在文本框中输入这个亚组的名称（图7-41）。

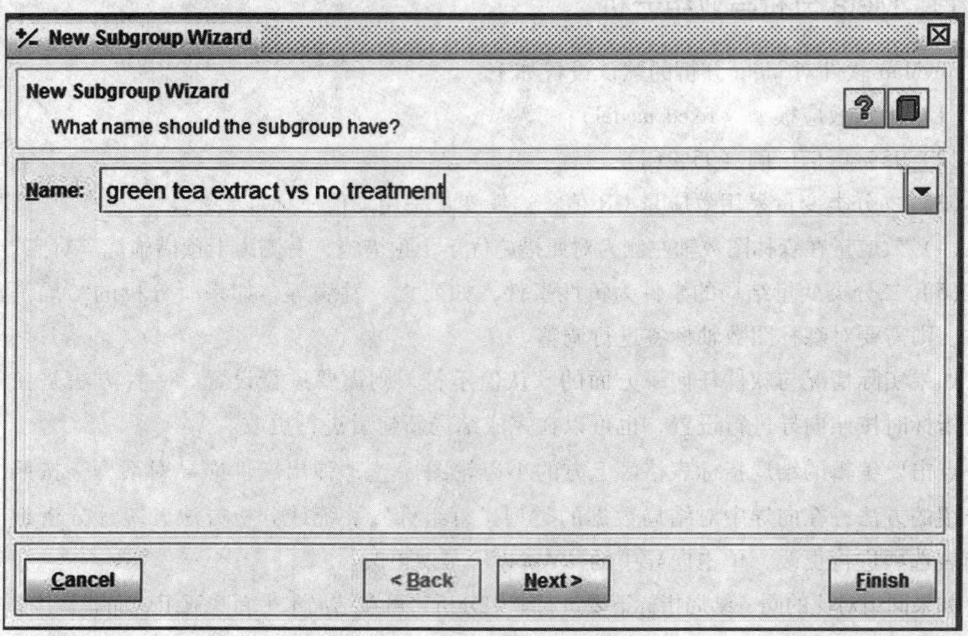

New Subgroup Wizard

New Subgroup Wizard

What name should the subgroup have?

Name: green tea extract vs no treatment

Cancel   < Back   Next >   Finish

图7-41 新建亚组向导对话框

点击"Next"软件询问下一步是完成新建、编辑这个新建的亚组、在该亚组添加研究数据，还是在同一个结局指标下再建一个亚组。如果还有别的亚组，可以选择继续新建，单击"Continue"，则左侧结构目录中可见新建的五组（图7-42）。

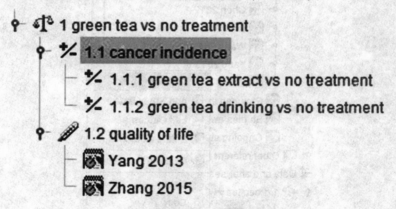

1 green tea vs no treatment
  1.1 cancer incidence
      1.1.1 green tea extract vs no treatment
      1.1.2 green tea drinking vs no treatment
  1.2 quality of life
      Yang 2013
      Zhang 2015

图7-42 左侧结构目录中显示的新建亚组

右键单击亚组名称，可以添加研究数据，添加方法与在结局下添加数据相同。比如有两项研究是对比绿茶提取物与不接受任何干预措施的人群癌症发生率，另一项是对比绿茶饮料与不接受任何干预措施人群的癌症发病率，则可以将研究分别列入两个亚组。

可以看见中部的正文区已自动生成相应的两个亚组，白底部分的空格可以填写研究数据（图 7 – 43）。在此图的范例中，第一个二分类变量结局指标下有两个亚组，第二个连续变量结局指标下有两个原始研究。

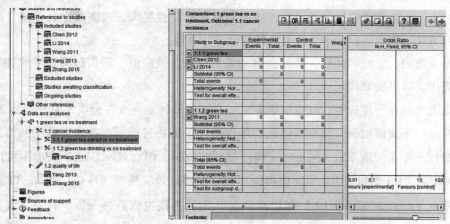

图 7 – 43　添加各亚组的研究数据

需注意，在一个结局指标下如果建立了亚组，则无法再直接输入原始研究数据，反之，如果结局指标下已经输入了原始研究数据，则无法同时存在亚组。这是因为在同一个结局指标下，只能存在同一级别的数据，或以亚组的形式，或以原始研究数据的形式，不可混合存在。

在图表中输入数据后，则自动生成统计分析以及 Meta 分析森林图（图 7 – 44）。

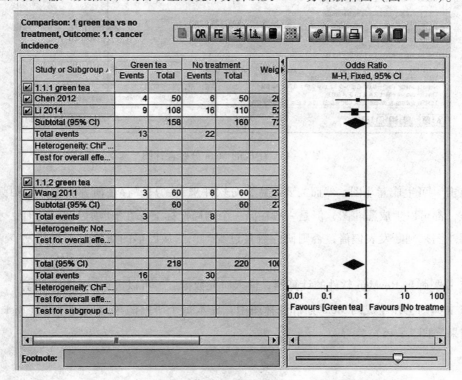

图 7 – 44　自动生成的包含亚组的 Meta 分析数据森林图

在 RevMan 默认设置中，如果进行亚组分析，则同时运算和显示每个亚组（Subtotal）的 Meta 分析值，以及该结局下所有亚组数据的合并值（Total）。这个合并值的解读需要慎重，如果每个亚组之间存在的异质性在临床上是明显的，合并值尽管可以算出，却只能提供一个参考，不能下肯定性结论。如果亚组间临床异质性很大，则需放弃合并值。应该按照前述的方法，在属性设置中去除合并值的计算和呈现。

当输入数值、完成调试后，软件会自动算出权重、效应值、可信区间、异质性等，呈现在图表中，以供提取和记录。

图表上方存在一排按键，可以快速实现一些功能和转换。在二分类结局中，点击 ⊞ 可以直接在结局下新添加研究数据，但此功能仅适用于结局指标下存在研究数据的情况，如果结局指标下存在的是亚组，则不可直接添加别的数据，图标显示灰色，表示不可用。OR 可以在 OR 值、RR 值以及 RD 值间切换；FE 可以在固定效应模型（fiexed effect，FE）与随机效应模型（random effect，RE）间切换；点击 ⥱ 可直接生成森林图以便保存、复制、打印或插入正文（图7-45）。

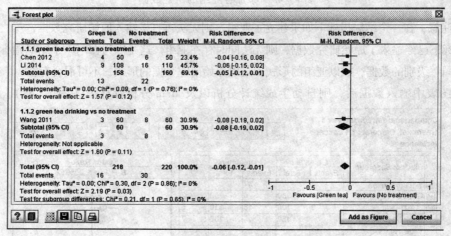

图7-45　生成的 Meta 分析森林图

点击 ⊾ 可生成漏斗图，然而需要注意，对软件来说，只要存在研究数据，哪怕只有一项研究，都可以生成漏斗图，但是一般在同一个结局指标下存在10项以上研究时，才建议采用漏斗图来判断发表偏倚，否则研究数量过少，无法从图形的对称与否判断发表偏倚的情况。

点击 ▤ 弹出 RevMan 软件的计算器，输入研究数据后，可以进行一些常见运算。

点击 ▦ 则会在生成的 Meta 分析森林图中，显示每个研究的风险偏倚评估（Risk of bias）结果（图7-46）。

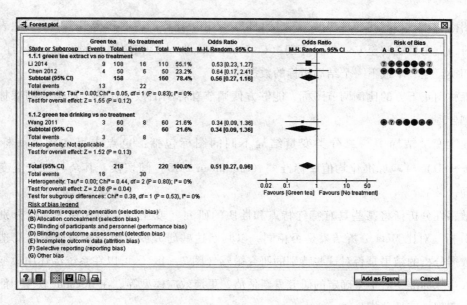

图 7-46　带有风险偏倚评估的森林图

在自动生成的森林图左下角也有相同图标，可以在显示与不显示中切换。

图标 ✐ 🖸 🖨 分别表示：属性设置，对 Meta 分析的属性进行编辑，对默认设置进行编辑；添加/编辑笔记，可以在该结局指标位置添加作者的批注、笔记等，用于备忘或交流；打印，点击后可以选择将 RevMan 中的图、表等打印成纸质版或以 pdf 文件的形式保存在本地计算机（图 7-47）。

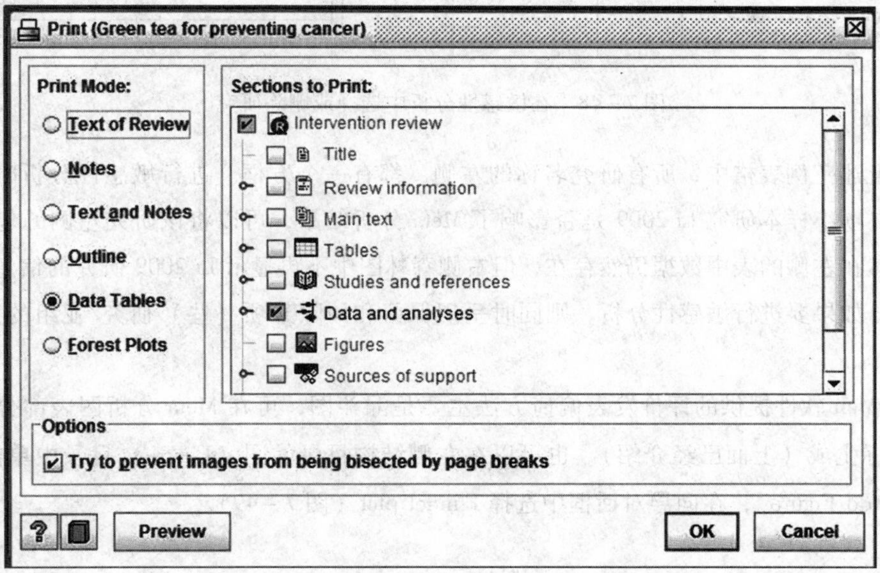

图 7-47　选择打印内容对话框

图标 ❓ ▤ ⬅ ➡ 问号是帮助,点击后可以显示相关操作的说明和指引。书本形状表示查看手册,点击后跳转至 Cochrane 手册(Cochrane Handbook)相应内容的讲解,最后的箭头表示切换至上一个或下一个结局指标的数据。

森林图正下方的比例调节图标,能够方便调节森林图的数轴比例,使生成的森林图显示比例合理。

连续变量结局中与二分类变量结局不同的图标包括:MD 点击可在均值 ± 标准差(Mean ± SD)与 SMD 标准化均值 ± 标准差(Std. Mean ± SD)间切换。其余与二分类变量结局相同。

敏感性分析指将某些具有特殊特点和性质的研究(或亚组)加入和去除后分别进行 Meta 分析,对比 Meta 分析结果是否相同,以判断这些研究或亚组是否对研究结局造成影响、数据分析的结果是否对这些特别的研究敏感(图 7-48)。可以在系统综述中改变研究的纳入排除标准、对不太确定的研究重新估值,更换效应模型等。在 RevMan 软件中能够很方便地实现敏感性分析。

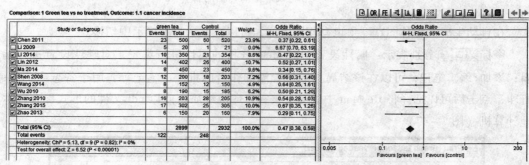

图 7-48　在敏感性分析中选择或删除研究

在上述范例表格中,所有研究名称的左侧,都有一个方框。进行敏感性分析时,若想了解第二项小样本研究 Li 2009 是否影响了 Meta 分析结果,可以将该研究左侧的勾点击去掉。虽然在左侧的表中数据仍然存在,但右侧森林图中不再显示 Li 2009 研究的信息。撰写报告时,如果要进行敏感性分析,则同时呈现保留和勾除某项(些)研究/亚组的数据/森林图。

RevMan 软件提供的评价发表偏倚方法主要是漏斗图,可在 Meta 分析图表部分直接点击 ⊿ 图标生成(上面已经介绍)。也可以在左侧结构目录的图(Figure)目录中单击右键,选择"Add Figure",在向导对话框中选择 Funnel plot(图 7-49)。

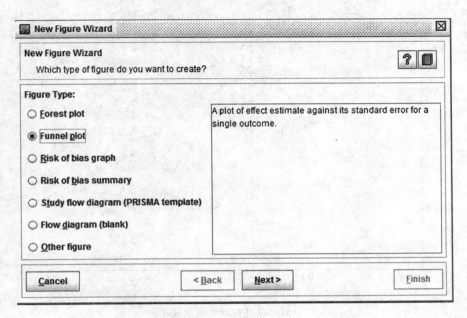

图 7 – 49 添加漏斗图对话框

点击"Next"后软件询问选择哪个结局生成漏斗图（图 7 – 50）。

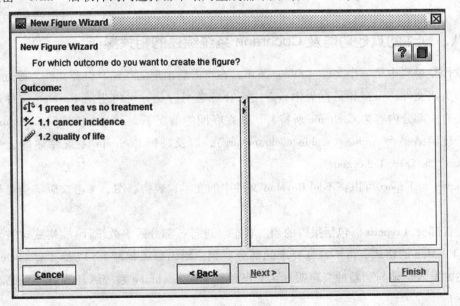

图 7 – 50 选择结局变量生成漏斗图

选择后点击"Next"，可以对漏斗图命名，也可以直接采用软件自动生成的默认结构化命名，点击"Finish"生成倒漏斗图（图 7 – 51）。

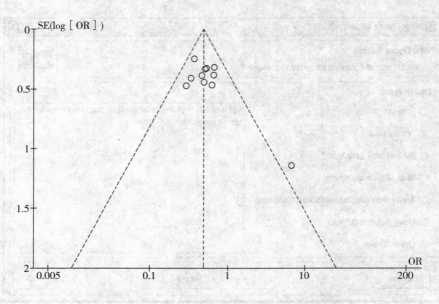

图 7-51　软件自动生成的漏斗图

一般一个结局指标下存在 10 项或以上研究，才采用漏斗图的方式呈现和判断发表偏倚。

八、软件的其他功能及 Cochrane 系统综述的相关操作

软件菜单栏中第一个文件（File）菜单，在点击后出现的新建、打开文件、最近使用的文件、关闭文件、保存和另存为中，点击保存或若另存为，可将当前 RevMan 文件进行保存。还有一部分内容为 Cochrane 所特有，如在联网的情况下，可以直接访问 Cochrane 系统综述管理网络平台 Archie（archie. cochrane. org），以及进行 Cochrane 系统综述的上传记录（checkin）和登出（checkout）。

Import 与 Export 可以将不同 RevMan 文件中的文本、表格、图、参考文献等信息导入或导出。

报告部分（reports）包括报告的当前状态（进行各部分的字数统计）、格式审查及确认（按照 RevMan 的格式，将不符合要求的部分罗列，给出修改提醒），以及针对 Cochrane 系统综述的发表认证与利益冲突声明（需要已经注册了 Cochrane 系统综述题目并且是在联网状态下）。

RevMan 软件安装后，打开软件点击帮助图标 **Help** 则可查阅软件帮助向导、软件用户指南、软件辅导说明、Cochrane 手册（Cochrane Handbook），以及相关网页的链接。

Cochrane 手册可以通过网页 http：//handbook. cochrane. org/全文获取。

九、作业

一项艾灸至阴穴转孕妇异常胎位至正常胎位与不治疗情况对照研究的系统综述，纳入

研究的数据如表 7 - 1 所示。

表 7 - 1　艾灸至阴穴转孕妇异常胎位至正常胎位的研究分析

研究 ID	研究类型	治疗组（n/N）	对照组（n/N）	RR 值 [95% 可信区间]	P 值
Cardini1998	随机对照试验	98/129	62/106		
Huang1990	随机对照试验	150/193	106/200		
Cardini2005	随机对照试验	22/65	21/58		
Meta 分析					
Kanakura2001	非随机对照试验	123/133	165/224		
Cardini1993	非随机对照试验	16/23	7/18		
Meta 分析					

　　请运用 RevMan 软件将数据进行合理的合并，进行 Meta 分析，并完善以上表格。

（李　迅　韩光亮）

参考文献

［1］ Trisha Greenhalgh. HOW TO READ A PAPER – The basics of evidence based medi-cine. Longdon：BMJ Publishing Group，2001.

［2］ 李幼平. 循证医学（研究生）. 北京：人民卫生出版社，2014.

［3］ 邓克刚. 循证医学证据的检索与利用. 北京：人民卫生出版社，2008.

［4］ 唐金陵. 循证医学基础. 北京：北京大学医学出版社. 2010.

［5］ 李幼平. 循证医学. 北京：高等教育出版社，2013.

［6］ 张天嵩，钟文昭，李博. 实用循证医学方法学. 长沙：中南大学出版社，2014.

［7］ 韩光亮，郭崇政. 临床循证医学. 北京：中国医药科技出版社，2016.